U0227008

高血压络病疗法

主编　范军铭

河南科学技术出版社
·郑州·

图书在版编目（CIP）数据

高血压络病疗法 / 范军铭主编 . —郑州：河南科学技术出版社，2020.4
ISBN 978-7-5349-9872-0

Ⅰ.①高…　Ⅱ.①范…　Ⅲ.①高血压－中医治疗法
Ⅳ.① R259.441

中国版本图书馆 CIP 数据核字（2020）第 018724 号

出版发行：河南科学技术出版社
地　　址：郑州市郑东新区祥盛街27号　　　邮编：450016
电　　话：0371-65788613　　65788629
　　　　　网址：www.hnstp.cn
责任编辑：邓　为
责任校对：董静云
封面设计：张德琛
版式设计：中文天地
责任印制：朱　飞
印　　刷：河南文华印务有限公司
经　　销：全国新华书店
开　　本：850 mm×1 168 mm　1/32　印张：4.25　　字数：53千字
版　　次：2020年4月第1版　　2020年4月第1次印刷
定　　价：30.00元

如发现印、装质量问题，影响阅读，请与出版社联系并调换。

本书编写人员名单

主　编　范军铭

副主编　王玉民　潘玉颖

　　　　　郭泉滢　崔伟锋

　　　　　马笑凡

前　言

　　高血压病是一个需终身服药治疗的慢性疾病，也是心脑血管类疾病发生的最主要危险因素之一。然而，临床中医师在高血压病患者的诊疗过程中常感到辨证困难，无药可用，同时，中药治疗高血压病显效慢，因此中药往往作为辅助降压用药，真正的价值被忽略。究其原因，一是高血压病患者中一部分没有任何不适症状，已达到高血压病高危程度却没有任何不适，多在体检时发现，这部分患者无证可辨；二是患者头晕、头痛等不适症状是血压短期波动产生的，部分初发性高血压病患者头晕、头痛症状很明显，以其为主证治疗，患者不适感很快消失，而血压并未恢复正常，症状消失后降压治疗无证可辨。因此我们必须弄清楚高血压病形成的中医机制，将高血压病纳入中医理论范畴中，赋予其中医内涵，这样才能发挥中医辨证施治的优势。

王清海教授将当前高血压病中医诊疗面临的难题归结为五大类。一是诊断难——我们习惯把高血压病诊断为眩晕、头痛，但高血压病的大部分患者和高血压病患者的大部分时间是没有症状的。而且头晕、头痛在低血压病中同样可以出现，显然，用其作为高血压病的中医诊断是不合适的。二是治疗难——现在教科书常把血压升高归于肝阳上亢，但临床中中医平肝潜阳法并不能适用于所有的高血压病患者，有部分使用大量重镇潜阳药治疗高血压病的患者出现了张锡纯在《医学衷中参西录》中所说的头晕、恶心、欲吐等气机上逆的反动现象。临床症候学研究证实，阳亢患者只占40%左右。现在许多新的治疗方法产生，如活血通脉、化痰通络、温阳利水等对降压有一定的疗效，对于各种治疗方法之间有什么内在联系，为什么温阳和泻火两种疗效相反的治法都能降压，同样需要提供理论依据。三是疗效评价难——中医药的核心就在于以人为本，整体调节，改善患者症状效果明显，但是降压效果往往不能客观评价。四是科研难——中医是以症状为主要依据进行辨证的，而症状不能直接反映血压的水平。辨证论治和固定方存在矛盾。以症状为疗效标准，血压下降不满意，得不到西医认可。五是成果推广难——在降压的中药的研制过程中，只注重药物作用机制研究，背离了中医的理论体系，以西药标准衡量中药没有实际效果。以往依据症状辨证论治研究的方药缺乏可重复性和规范性，难以推广。因此有必要积极开展中医理论研究，解决临床疑难问题。

2012年吴以岭院士主编的《脉络论》的出版标志着脉络学理论体系的形成。该书系统归纳和论述了中医古今有关心、血、脉的生理机制和解剖结构的研究成果。把营卫和调运行、交汇生化的生理机制，以及营卫的失调，血脉不通的病理机制进行高度概括，形成了"营卫承制调平"理论。该理论高度概括了脉络（人体心血管）的生理、病理机制，阐明了阴阳失衡、五行生克制化异常、气机升降出入逆乱，以及营卫失调导致脉络功能异常的病理机制，对于治疗当今的血管疑难疾病开辟了一条新的治疗道路。我们的有关高血压病的心、血、脉理论和吴以岭院士的脉络理论都是源于《内经》的血脉理论，与其一脉相承，本书就是以上观点的总结。

由于时间有限，书中还存在诸多不足，望读者和同道批评指正。

编　者

2019 年 5 月

目 录
Contents

第一章
络病学概论

　　络病学是研究中医络病学说及其临床运用的临床学科。络病学说是中医学术体系的独特组成部分，是研究络病发病特点、病机变化、临床表现、辨证论治、治疗原则及治疗方法的应用理论。络病学说肇始于《黄帝内经》，临床证治奠基于《伤寒杂病论》，至清代叶天士提出"久病入络""久痛入络"说，将其发展成中医学重要的病机理论。但古代医家重经轻络，并未形成系统完整的络病理论体系。近年来，随着应用中医络病学说治疗疑难病尤其是心脑血管疾病取得了显著临床疗效，特别是络病学说代表方药——通心络研制成功并广泛应用于临床，引起学术界的重视并形成近年来中医学术研究的热点和焦点。临床上，络病是广泛存在于多种内伤疑难杂病和外感重症中的病机状态，建立"络病证治"体系对形成系统完整的络病学说、提高多种难治性疾病的临床疗效具有独特学术价值和重要临床指导意义。从络病学理论研究高血压病，对临床使用中药降压有一定的指导作用。

络病学说伴随着经络学说创建和发展，从春秋战国时期中医学奠基之作《黄帝内经》（以下简称《内经》）首次提出"络"的概念，并奠定了络脉与络病的理论基础；到东汉张仲景之《伤寒杂病论》，首开辛温通络、虫药通络用药之先河，"络病证治"微露端倪；最后清代名医叶天士提出"久病及络""久痛入络"，发展络病治法用药，将络病学说推进到新的高度。三次大发展可谓是络病学说发展史上的三次里程碑。近年由于运用中医络病学说指导心脑血管病防治取得显著疗效，引起医学界的广泛关注和重视。

第一节　《内经》奠定络病学说的理论基础

中医学术理论创建初期便把经络学说作为中医学理论的核心内容之一。《汉书·艺文志》曰："医经者，原人血脉经络骨髓阴阳表里，以起百病之本，死生之分。"长沙马王堆汉墓出土文物显示，中医学术理论萌芽时期尚无络脉及络病的记载。春秋战国时期是中医学术快速发展和形成时期，出现了中医经典著作——《内经》，首次提出"经络"概念。《内经》总结了秦汉以前中医学的成就，全面系统地论述了中医学基本理论，尤其对经络的概念、经络系统的组成、生理功能、病机变化及与脏腑的关系等经络学说的重要内容做了较为详尽的论述。可以认为，《内经》的问世，既意味着中医学理论趋于成熟，又标志着经络学说基本形成，隶属经络学说的络脉及络病也在《内经》中得到初步阐述。

《内经》之前"经络"统称为"脉"，《足臂十一脉灸经》《阴阳十一脉灸经》皆是如此。"经络"一词最早见于《内经》，在《灵枢·邪气藏府病形》中载："阴之与阳也，异名同类，上下相会，经络之相贯，如环无端。"对经络生理活动特点做了概括性描述。经络学说一经提出便成为中医学术理论体系的核心组成部分之一，受到广泛重视，正如《灵枢·经脉》曰："经脉者，所以能决死生，处百病，调虚实，不可不通。"

经络由经脉和络脉组成，经脉包括十二经

脉、奇经八脉，以及附属于十二经脉的十二经别、十二经筋、十二皮部；络脉包括十二经脉、孙络、浮络等。经络是气血运行的通络，《灵枢·本藏》曰："经脉者，所以行血气而营阴阳，濡筋骨，利关节者也。"经络系统将五脏六腑、四肢百骸、五官九窍、皮肉筋骨等联络成一个有机的整体，发挥着统一协调作用，《灵枢·海论》曰："夫十二经脉者，内属于府藏，外络于肢节。"经络是气血运行的通道，也是病邪内侵和脏腑之间病机传变的途径，内脏病变可在相应经络循行部位发生特征性变化。经气作为人体正气的一部分，具有抗御外邪侵袭，防止病变发生的作用，《素问·遗篇·刺法论》云："正气存内，邪不可干。"经脉生理功能失调时即会产生相应的病机变化。《内经》以"是动则病"及"所生病"论述病邪侵犯经脉或由经脉内侵于脏腑，以及脏腑病变在经脉上的反映，成为后人论述脏腑经脉病变的理论基础。

　　《内经》以"经脉"通称时往往涵盖运行气血的经络系统，独言"经"时往往指的是运行经气的通路，以"脉"单言时则主要表达的是脉管的概念，可见《内经》之"经络"由运行经气和运行血液两部分组成。《素问·脉要精微论》说"夫脉者，血之府也"，明确"脉"是容纳血液的器官。《素问·三部九候论》详尽阐述了上、中、下之天、地、人三部九候脉法，其诊察要点是体表能触摸到的动脉跳动部位，最典型的如"上部天，两额之动脉；上部地，两颊之动脉；上部人，耳前之动脉"。可见，《内经》所云"动脉"与今天动脉的概念已经一致。血液是流动在脉管中的具有营养作用的赤色液体，在《内经》中已经有明确论述，"中焦受气取汁，变化而赤，是为血"，与今天对血液的认识已经吻合。《内经》对心脏推动血液在脉管内运行的作用也有清晰的认识，如《素问·痿论》曰"心主身之血脉"，《素问·六节藏象论》曰"心者……其充在血脉"。在中医脏象学说的五大系统中，心 – 脉 – 血等是作为一个系统来进行统一描述的，可以说《内经》中心 – 脉 – 血液循环系统已初步形成。

《内经》首次论述了络脉与络病，为络病学说奠定了理论基础。《内经》不仅在前人"十一脉"的基础上，增加完善为十二经脉，而且首次提出"络"的概念，十二经脉的循行尚不能覆盖周身，引入"络"的概念后就使由经脉主干中运行的气血通过遍布全身、无所不在的"络"布散弥漫到全身，从而可以更完整深刻地阐明生命现象，指导诊断治疗。"经"就像奔流不息的江河，"络"则是从江河分流而出的支流沟渠，是网络沟通人体上下内外的细小分支，通过络脉构成的网络将流行于经脉中的气血津液渗灌、濡养人体的五脏六腑、全身各处。《内经》首次明确提出"经络"概念，"络"字有网络之义，古亦称"落"。《灵枢·经脉》曰"经脉者，伏行分肉之间，深而不见……诸脉之浮而常见者，皆络脉也"，指出经脉是直行于分肉的主干，络脉是经脉的分支，直接从经脉分支的大络称作"十五别络"，从别络逐层细分直至孙络，形成布散于全身的络脉系统。十五别络由十二经脉和任、督二脉各分出一络，加上脾之大络，共计15条，分别以其发出处的腧穴命名。从别络分出的更细小的络脉叫作"孙络"，分布在皮肤表面的络脉叫作"浮络"。络脉从大到小，分成无数细支遍布全身，将气血灌到人体各部位及组织中去，起到营养和络属脏腑肢节的作用，《灵枢·本藏》曰："经脉者，所以行血气而营阴阳，濡筋骨，利关节者也。"络脉除了沟通表里经脉、渗濡灌注诸节，还有贯通营卫和津血互渗作用，如《素问·气穴论》曰"孙络三百六十五穴会……以通营卫"，张景岳《类经》注云："营卫之气，由络以通，故以通营卫。"津血同源而异流，二者可通过络脉互渗互化，血液从络脉渗出脉外而为津液，脏腑组织的津液亦可由络脉渗入脉中，所以《灵枢·痈疽》云："中焦出气如露，上注溪谷，而渗孙脉，津液和调，变化而赤为血。"

络脉既是气血运行的通路，也是病邪侵袭人体的通道。《内经》初步记载了络脉瘀阻、络脉绌急、络邪传变和络脉损伤等病理变化。《内经》首次完整地建立了经络学说，"经""脉"概念逐渐分离，"经气环流系统"和"心脉血液循环系统"初步成形；首次提出络脉的概念，初步阐述了络脉的循行与分布、生理功能，记载了络病的病机变化、临床表现、治疗方法，从而为络病学说的发展奠定了理论基础。

第二节 《伤寒杂病论》奠定络病证治基础

东汉张仲景撰写《伤寒杂病论》是中医学

临床证治的奠基之作。张仲景在继承前人学术理论的基础上，创立"脏腑辨证""六经辨证"，"络病证治"作为内伤疑难杂病的辨证论治方法也初露端倪，书中记载的络病治疗的著名方药开创了后世络病治疗用药的先河。

张仲景以脏腑的生理特点和病机特征为核心探讨疾病的发生发展规律，正如《金匮要略·脏腑经络先后病脉证》所论："五脏病各有所得者愈，五脏病各有所恶，各随其所不喜者为病。"《金匮要略》全书处处充满"脏腑辨证"的思想。张仲景上承《素问·热论》，以六经为纲，与脏腑相结合，全面分析外感热性病发生发展过程，将外感热病发展过程中不同阶段所呈现的各种综合症状概括为六个基本类型，即太阳病、阳明病、少阳病、太阴病、少阴病、厥阴病，开创"六经辨证"先河。通过六经体系的归纳，可分清主次，认识证候的属性及其变化，进而在治疗上攻守从容，三阳病以攻邪为主，三阴病以扶正为重，表里同病、虚实错杂之证，又强调标本缓急之辨，既中规中矩，亦有活法。"观其脉证，知犯何逆，随证治之"即是张仲景对辨证论治原则最精辟的表述。以阳明证为例：阳明经证表现为大热、大渴、大汗、脉洪大，治以清热泻火之白虎汤。阳明腑证以"胃家实"为特征，痞满燥实用大承气汤泻热软坚，行气导滞；痞满实而不燥用小承气汤泻热通便，消除痞满；燥实而不痞满用调胃承气汤泻热润燥，软坚通便，可见张仲景"六经辨证"之谨严。

张仲景重视"经络"在内伤杂病发生和传变中的作用，《金匮要略·脏腑经络先后病脉证》说"经络受邪，入脏腑，为内所因也"，"四肢九窍，血脉相传，壅塞不通，为外皮肤所中也"。前者指出病邪通过经络传入脏腑引起的疾病，诸如虚劳、疟母、肝着等病，后世叶天士所论"初为气结在经，久则血伤入络"的学术观点与此一脉相承；后者指出经脉自身壅塞不通而导致的病变，突出了"不通"是其病变的中心环节。清代叶天士《临证指南医案》对张仲景虫类通络药物的应用给予了极高评价："结聚血分成形，张仲景有缓攻通络方法可宗"，"鳖甲煎丸方中大意取用虫药有四，意谓飞者升，走者降，灵动迅速，追拔沉混气血之邪"。同时叶天士指出通络治疗之独特作用，"考张仲景于劳伤血痹诸法，其通络方法，每取虫蚁迅速飞走主诸灵，俾飞者升，走者降，血无凝著，气可宣通，与攻积除坚，徒入脏腑者有间"，指出络病治疗和一般活血化瘀、攻积除坚之不同，从而突出强调了络病辨证及通络治疗的独特临床价值。

第三节　清代叶天士发展了络病学说

清代对内伤疑难杂病治疗具有极高学术与临床价值的络病学说又给予重视和研究，并做出了重大发展。清初名医喻嘉言设专篇讨论络脉，《医门法律·络脉论》言："十二经生十二络，十二络生一百八十系络，系络分支为一百八十缠络，缠络分支连系三万四千孙络，孙络之间有缠绊。"把由十二经分出的络脉逐层细化分为络－系络－缠络－孙络，并指出孙络之间有互相络合气血交换的缠绊，从而在《内经》基础上进一步明确了络脉的分层细化。按上述记载计算，末端的孙络多达160多亿根，显然属于肉眼观察不到的微观领域，虽属古人的猜想却有科学的内涵，显示了络病学说研究的微观化趋势。

清代名医叶天士创建外感温热病卫气营血辨证，形成继张仲景《伤寒论》之后的重大学术发展，内伤杂病治疗则承《内经》络病之说、张仲景"络病证治"用药经验，提出"久病入络""久痛入络"，标志着络病已成为中医学中药的病机概念。叶天士在张仲景虫草通络基础上，创立辛温通络、络虚通补等治法用药，使络病治法用药更为系统。叶天士络病治疗常用于中风、痹证、症积等内伤疑难杂病，其温病卫气营血辨证论治显然也汲取了络病学说的学术内涵，从而使络病学说成为指导内伤疑难杂病和外感重症辨证治疗的重要学术理论，使络病学说的发展取得重大突破与进展。

叶天士提出"久病入络""久痛入络"，认为邪气袭人后，其传变途径"由经脉继及络脉"，又说"初为气结在经，久则血伤入络""经年宿病，病必在络"，指出了多种内伤杂病随着病程的进展，病邪由经入络、由气及血、由功能性病变发展为器质性病变的慢性病理过程。可见络脉病变是广泛存在于多种内伤疑难杂病病理演变过程中的病机状态，而且随着病程的延长，络病更痼结难解，治疗更为困难，因而深入探析叶天士"久病入络""久痛入络"病机学说的学术思想，对认识日久不愈的多种现代难治性疾病有着重要的指导意义。

"久"与"暂"是相对概念，对病程较短的外感热性病而言，病邪在卫分气分不解，入营入血病程较长亦属"久"的概念。叶天士将络病论治的思想延伸到外感温热病，创建了"卫气营血"辨证论治体系。温热病传变的卫气营血四个阶段正是以"初病在气，久必入血"的病机理论为基础，即将初见的"气"分证和渐次出现的"血"分证更为精细地区分为卫分、气分、营分、血分证，这也说明温热病与杂病其病虽异，其理实同。如叶天士所说"温热时疠，上行气分，而渐及于血分"，即温热病"初病在气，久必入血"的情况。

叶天士"温邪上受，首先犯肺，逆传心包"阐述了外感温热病的传变途径，结合《临证指南医案·温热》病例所载可以窥见叶天士以络病理论阐述这种传变过程的论述，如"吸入温邪，鼻通肺络，逆传心包络中"，气分热邪充斥三焦，由"募原分布三焦，营卫不主循环，升降清浊失司，邪属无形，先着气分……但无形之邪久延必致有形，由气入血，一定理也"。可见，"卫气营血"辨证体系的建立是自秦汉之后直至清代出现的一次重大的学术发展成果，正是叶天士在继承张仲景《伤寒论》"太阳温病""阳明经证"基础上，引用络病由气入血的发病理论而形成的，足见络病理论的发扬光大对中医学术理论体系的发展具有不可估量的重大意义。

近年来，由于运用络病学说治疗心脑血管病取得显著临床疗效，特别是络病学说代表方通心络研制成功并广泛应用于临床，引起学术界的重视并形成近年中医学术研究的热点和焦点。本书将从络病学角度阐述高血压的相关病机及临床治疗方法。

第二章
络病理论与血管系统病相关性

　　传统中医学认为血液在"心－血－脉"循环系统中依脉络循行周身的根本动力在于气，气的升降出入运动及气化带动机体气血津液等物质代谢与能量转化，这是维持生命运动的根本条件，也是机体阴阳动态平衡和五行生克制化的自稳平衡结果。元气是生命活动的根本动力，宗气贯心脉而分为营卫之气，营主血属阴，行于脉中统于心，卫主气属阳，行于脉外统于肺，此处的脉与现代医学血管在形态学上是相近的。络病学说的核心理论是营卫承制调平，揭示了"脉络－血管系统病"的发生发展及防治规律："承"——营卫交会生化的自稳调控机制，"制"——血管病变状态下机体代偿性自我调节，"调"——"络以通为用"，即为总则的通络干预，"平"——重新恢复机体自稳态之效应目标，反映了人体作为复杂系统、血管病变作为复杂性疾病在生理、病理、治疗、转归不同阶段的内在规律，成为"脉络－血管系统病"研究的核心理论，并成为以中医为主体多学科渗透融合，从整体与局部、综合与分析、宏观与微观研究血管病变的指导思想。

络脉是气血运行的通道，也是病邪传变的通道，六淫外袭易于先伤阳络，由阳络至经，甚则热毒滞于阴络形成一系列病理变化，久病入络往往表现为络气郁滞，并进而引起络脉瘀阻、绌急、瘀塞、损伤、不荣等各种病机变化，进而形成络病。络病是广泛存在于内伤疑难杂病和外感重症中的病机状态，可作为多种致病因素引起的病机状态，又成为继发性致病因素引起所在脏腑的病变。络病临床研究的重要内容是通过探讨络病的发病特点与基本病机变化总结出规律性的临床表现，为络病的辨证提供准确的临床资料。络脉既有循行于体表的阳络，也有布散于脏腑区域的阴络，形成外（体表阳络）－中（脏腑阴络）－内（脏腑阴络）的分布规律。络中承载着由经脉而来的气血，随着其逐级细分使在经脉中线性运行的气血流速逐渐减缓直至面性弥散渗灌，并在末端完成津血互换和营养代谢。因此，各种致病因素伤及络脉最易影响其运行气血的功能而致络病。当病邪侵袭络脉、伤及络脉，形成痰瘀阻络的病理状态。久病久痛，脏腑气机紊乱，或气血耗损无以荣养络脉致络虚不荣，或气结在经，功能失调，久则入血入络，伤及形质。此外，亦有内外各种因素造成的脉络损伤，导致络气阻断不通或络脉破损出血。可见，由于络脉从经脉支横别出、逐级细分、遍布全身、沟通四肢百骸的分布规律，病邪伤及络脉易形成易滞易瘀、易入难出、易积成形的络病病机特点，从而出现络气瘀滞、络脉瘀阻、络脉绌急、络脉瘀塞、络息成积、热毒滞络、络脉损伤、络虚不荣等络病基本病机变化。络病病位也有多层次性，既有病起于阳络而由阳络传至经脉的浅层次传变，也有邪由经脉传至脏腑阴络的深层次传变。络气郁滞是络脉病变由功能性病变向器质性病变发展的早期阶段。络脉瘀阻是由功能性病变发展为器质性损伤的重要病程阶段。络脉绌急进一步加重络脉瘀阻，是各种急症突发的病机基础。六淫外袭侵及阳络阶段，由于病位浅、病程短、病情轻，疾病易愈，或较快传入经脉。当病程处于经气阶段，若正不敌邪或失治误治，病邪可进一步传至脏腑之阴络，出现广泛存在于内伤疑难杂病及外感重症中的络病病机状态，即病邪侵犯或盘踞在循行于体内脏腑之阴络阶段发生的病理变化。六淫外邪伤人肌表先犯阳络，温邪、疫疠从口鼻而入伤及肺络或胃肠之络；七情过极络气郁滞，早期常表现为脏腑功能紊乱，随着病程日久则引起种种形质损伤的病理改变；痰湿瘀血阻滞络脉更为临床所常见；病久入络则反映了随着病程的延长，慢性迁延难治性疾病由气到血、由功能性病变到器质性病变的慢性病理过程；此外，饮食起居不节、金刃虫兽外伤亦可导致络体损伤，或为各种出血，或为痿废截瘫诸症。络脉作为从经脉支横别出的网络系统，具有支横别出、逐级细分、络体细窄、网状分布，络分阴阳、循行表里的独特空间结构，在此基础上形成了气血行缓、面性弥散、末端连通、津血互换、双向流动、功能调节的气血运行特点。因此，致病因素通过多种途径伤及络脉导致络病时，表现出与络脉生理结构和气血循行特点相适应的病机特点：易滞易瘀、易入难出、易积成形。

　　《内经》中"脉"为奇恒之腑，是一个独立

的实体脏器。基于中医学脉在解剖形态上与西医学血管具有同一性，运行血液的脉相当于人体的大血管，从脉主干依次分出、逐层细分的脉络则相当于从大血管依次分出的中小血管、微血管包括微循环，据此提出"脉络－血管系统"相关性。脉络作为维持血液运行的"心（肺）－血－脉循环系统"的重要组成部分，同时将分布于心、脑、周围组织等全身不同部位的脉络视作一个独立的器官，其形态学特点为中空有腔、与心肺相连、动静脉有别，生理学特点为"藏精气而不泻"，保持血液量和质相对恒定，运动状态为伴随心脏搏动而发生舒缩运动，功能特点为运行血液至全身脏腑组织并发挥营养代谢作用，因此，从解剖结构与生理功能上，中医学的络脉与西医学的血管系统具有高度相关性。脉络－血管系统作为一个有机的组成部分，分布于心脑周围等组织，遍布全身的脉络应具有共同的发病机制和病机演变规律，对指导血管病变的系统防治具有重要意义。东汉张仲景《伤寒杂病论》有"营卫不通，血凝不流""血脉相传，壅塞不通"，此处，壅者壅滞不畅，塞者络脉阻塞或闭塞而致血流中断，从壅到塞是不断发展加重的过程，其病理实质则为"不通"。临床上，络气郁滞或虚滞为"脉络－血管系统病"始动病机并贯穿病变全过程，伴随着气机紊乱发生的气化异常而产生痰、瘀、毒等继发性致病因素，导致痰瘀阻络、脉络绌急或热毒壅络等致使血行壅而不通，进而引起脉络阻塞或闭塞。此外，内外各种因素导致络脉损伤，脉络失于气血濡养而致络虚不荣等均为临床常见。同时，遍布全身的脉络又是输布气血濡养脏腑组织的通道，脉络自身结构与功能损伤引起脏腑组织失于气血濡养而导致的病变则属于继发性病理变化，如脉络瘀阻后引起的脏腑组织络息成积的病理变化。

现在中医汲取"气－阴阳－五行"理论的哲学思想，将气血相关的脉络学说理论特色与血管病变研究的前沿进展结合，提出络脉学说核心理论——营卫承制调平。"承制调平"是基于阴阳五行学说对生命运动自适应－自调节－自稳态平衡调控机制、病理状态下的代偿性自我调节、疾病治疗及其效应规律的高度概括，"承""制""调""平"从不同层次上阐述了中医学对生命运动、病理代偿、治疗干预及效应目标的认识，将其与脉络学说的营卫理论相结合应用于血管病变。"脉络－血管系统病"病机是指存在于络脉病变中的基本类型及其发展演变规律。自《内经》经脉理论建立后，"脉"由循经感传路线向血液运行通道的概念转变，血脉与络脉即是"经脉"中运行血液的功能系统，又是"心－血－脉"循环系统的功能结构载体，同时也是"奇恒之腑"的独立组织器官，作为一个独立的实体脏器必然具有其功能、结构及代谢特点，发病时也具有共性发病规律与病理机制。多种致病因素损伤脉络功能结构以及继发性脏腑组织发生的各种病机变化与病理类型是络脉学的研究重点，西医学中冠心病、脑血管病、周围血管病等独立病种的研究，中医均称为络脉病变，因此从中医整体系统观探讨"脉络－血管系统病"共性发病机制、病机演变规律及基本病理类型对血管病变防治具有重要价值。

第三章
从"络"观血压

中医学传统文献中并无"高血压"这一病名，高血压病患者以头痛、头晕，时发时止，耳鸣、心悸为特征，根据本病的临床特点主要将其归属于"眩晕""头痛""中风"等范畴。其发病多与情志失调、饮食不节、内伤虚损等因素有关，病因病机涉及肝风、痰浊、本虚等。依据长期治疗高血压病的临床经验，通过对《内经》等古籍文献的学习，发现了《内经》阐述血压高低变化机制的经文，明确了血压升降在人体的外在体现，以及中医诊查血压高低变化的方法。以《内经》血脉理论为依据，从络脉角度形成了有关血压生理机制的新学说。

第一节　中医学对高血压的认识

　　《灵枢·本藏》曰"经脉者，所以行血气而营阴阳，濡筋骨，利关节者也"，《灵枢·海论》谓经脉"内属于脏腑，外络于肢节"，皆指出经脉最基本的功能是"行气血"。经络作为气血运行的通道，形成以运行经气为主的"经气环流系统"和以运行血液为主的"心脉血液循环系统"，以运行经气为主的称为经络之络，运行血液为主的称为脉络之络，两者形成承载并输布渗灌气血的遍布全身的网状络脉系统。在《内经》这部中医学奠基之作中，"心脉血液循环系统"已经成为以运行血液为主要功能的经络系统的重要组成部分。《素问·痿论》曰"心主身之血脉"。心主血是指心气推动血液在脉管内运行不息，这是通过心脏舒缩泵血功能实现的，故《素问·五脏生成论》曰："诸血者皆属于心。"心主脉是指心与脉管直接相连形成一个密闭循环的管道系统，心脏有规律地搏动，通过经脉把血液输送到各脏腑组织，完成血液输布和营养代谢的正常生命活动。《素问·脉要精微论》曰"夫脉者，血之府也"，指出脉是容纳血液的器官，与现代解剖学血管已基本相同。在《内经》中脉属脑、髓、骨、脉、胆、女子胞等奇恒之腑之一，形态学特点中空有腔与腑相似，生理学特点"藏精气而不泻"，保持血液量和质的相对恒定，运动状态为伴随着心脏搏动而发生舒缩运动，功能特点为运行血液至周身。同时《内经》时期已经观察到脉分为"动脉"和另外一种不同的脉管（据其描述应为西医学的经脉），并将搏动的血脉称为"动脉"。"动脉"一词在《内经》中已经是确切的概念，曾独立出现23次，如《素问·离合真邪论》说"虚邪因而入客，亦如经水之得风也，经之动脉，其至也亦时陇起"，《灵枢·本输》说"腋内动脉，手太阴也，名曰天府"，均明确提到了"动脉"的概念;《素问·三部九候论》提出脉有三部，部有三候，并具体提出"两额之动脉""两颊之动脉""耳前之动脉"，可见《内经》时期已经通过切循某些部位动脉的搏动频率和形态来诊查体内病变。同时《内经》还观察到两种脉中运行的血流速度及血液颜色存在不同，《灵枢·血络论》记载"血出而射者，何也？血少黑而浊者，何也？……岐伯曰：血气俱盛而阴气多者，其血滑，刺之则射者；阳气蓄积，久留而不泻者，其血黑以浊，故不能射"——血出而射显然是指动脉血，久留不泻，颜色黑浊则是指静脉血而言。脉是容纳血液、运行血液的通道，明代王纶的《明医杂著》说："脉者，血之隧道也，血随气行，周流无停。"由心脏收缩排出的血液，通过循行全身、逐级细化的脉管系统输布于脏腑百骸。血液在脉道中运行除了心气的推动力，还需要脉管的搏动与张力，脉管舒缩有度则血液通畅，既不过速而妄行，又不过缓而涩滞，血循经脉，循环往复，流行不止，人体各脏腑组织才能源源不断地获得血液供给的营养与清气。"心脉血液循环系统"是基于上述心、脉、血的概念而提出的营运血液的循环系统。心在这一系统中起主导作用，"心主身之血脉"，心脏节律性搏动是推动血液在脉中循环流行的原动力，故近代医学家张锡纯的《医学衷中参西录》说"心者，血脉循环之而运行"。明代张景岳的《质疑录》云："人之气血，周流于一身，气如橐，血如波澜，气为血行，血为气配，阴阳相维，循环无端，气行则血行，气滞则血滞。"参与血液运行的气主要包括心气、宗气、卫气、营气，心气主要表现在心脏节律性搏动和收缩泵血，推动血液在脉管中运行；宗气"积于胸中，出于喉咙，以贯心脉而行呼吸"，发挥着助心行血作用，并将肺吐故纳新吸入的自然界清气贯注血脉；卫行脉外，剽悍滑疾，有助血液运行；营行脉中，是伴随血液运行而发挥"和调""洒陈"功能的气，营卫和谐有助于维持正常的脉管舒缩状态及血液运行。此外，血液在脉管中运行尚需血液在脉管中充盈度即血液的量和质，量是指保持脉管充盈的恒定血液容量，质应当包含足够的营养物质和正常的流动性，尚关系到脉管自身的舒缩功能，即脉管的弹性和张力也是维持血液正常生命活动的心脉血液循环系统，与经气换流系统共同构成"行血气而营阴阳"的经脉系统。

心、脉、血三者密切相连，构成一个密闭的血液循环系统。心主身之血脉，由心而出的血液在心气的推动和调节下，离心性运动于脉中，将营养物质输布至全身各脏腑组织，并将营养代谢后的废物带走。肺朝百脉，来自全身脏腑组织的血液又向心性汇聚至肺，肺主气司呼吸，吐故纳新，将吸入的自然界清气灌注于脉中之血，并将血中的代谢废物排出，新鲜的血液又由肺回流至心脏，从而完成一个循环过程。由此可见，中医的"心脉血液循环系统"指出了心肺血脉各自的生理功能及互相之间的密切关系，其内容基本涵盖了西医学体循环和肺循环的概念。

脉络，又称血络，是由血脉支横别出、逐层细分的各级分支，遍布肌肤皮毛、四肢百骸、五脏六腑，形成一个密布上下内外的网状结构。在血脉中线性运行的血液，由经入络，面性弥散渗灌到脏腑组织、四肢百骸，发挥营养濡润作用，如《素问·气穴论》曰"三百六十五脉，并注于络"，《灵枢·卫气失常》曰"血气之输，输于诸络"，张景岳亦说"心主血脉，血足则面容光彩，脉络满盈"，指出血液由心脏泵出后由脉逐级输布渗灌于脉络及脏腑组织。在脉络中运行的血液，其生成和功能都是通过遍布全身的脉络来实现的，脉络支横别出、逐层细分、络体细窄、网状分布、络分阴阳、循行表里的结构特点，气血行缓、面性弥散、末端连通、津血互换、双向流动、功能调节的运行特点，是血液生成和发挥功能的重要基础。

化生血液的基础物质有水谷精微、营气、津液、精髓等。水谷精微是化生血液最基本、最重要的物质,《灵枢·决气》说:"中焦受气取汁,变化而赤,是谓血。"营气作为脾胃水谷精微中富有营养的部分,化生血液是伴随着营养吸收过程完成的,如《灵枢·邪客》说"营气者,泌其津液,注之于脉,化以为血",当然营气的"和调"功能包含了对血液生成与运行的影响过程。

津液与血液生成密切相关,津血同源,津液与血液俱为有形流动的液体,津液进入血液则成为血液的组成部分,血液渗出脉外则称为津液,这种津血互换的过程是在脉络的末端孙络及其循环通路缠绊之间完成的,孙络及其缠绊作为血液流通的最小功能单位,颇类似于西医学的微循环;微循环的血管壁通透性很大,能使血液和组织液之间的物质交换得以在此进行,调节血液和津液之间的互换与平衡。当人体出血过多,津液减少则皮肤干燥,不宜发汗,故中医学有"夺血者无汗"之说。精髓与血液的化生有着密切关系,明代张景岳的《景岳全书》说"血即精之属也""肾为水脏,主藏精而化血";清代张璐的《张氏医通》更明确地指出"血之源头在乎肾"。肾藏精,精生髓,髓生血,而先天之精又要受到后天水谷精微的不断充养,才能完成源源不断、生生不息的化血过程。经脉是血气运行的通道，但血气对脏腑组织的温煦濡养功能并非在线性运行的经脉主通道中实现，十二经脉"首尾相贯，如环无端"的气血运载方式似乎在实际的生命运动中难以实现。实际上"血主濡之"的主要功能是在脉络特别是其末端中实现的，其维持生命运动的功能活动主要有三个方面，即向组织器官的灌溉濡养、与组织间津液的交换即津血互换、在向脏腑组织供血供气的同时带走代谢废物和有毒物质即营养代谢作用。在经脉中线性运行的血液由经入络，循逐层细化、遍布全身的网络系统面性弥散到脏腑组织、四肢百骸，发挥营养濡润作用。逐层细化的脉络末端，络体细小狭窄，血流缓慢，是维持人体营养代谢的最小功能单位，也是津血互换的场所，血液中营养物质及携带的清气，通过孙络弥散渗灌到脏腑组织，发挥濡润营养作用。脉外津液又可回渗到孙络，成为血液的组成部分，故《灵枢·痈疽》云"津液和调，变化而赤为血，血和则孙脉先满溢，乃注于络脉，皆盈，乃注于经脉"，这种向心性流动的血液应属携带走代谢废物的静脉血，即《内经》所言黑浊之血。血液由离心性循脉入络流出到向心性由络至脉朝会于肺回流于心，并于脉络的末端——孙络与孙络及其循环回路缠绊之间完成津血互换及营养代谢过程，从而形成循环往复、流行不止的心脉血液循环系统。气血相关理论是中医气血学说的核心内容。气血作为构成人体的两种基本物质，具有不同的属性和功能，故《难经·二十二难》以"气主煦之，血主濡之"区分之。气血相关是阴阳互根的具体体现，气属阳，血属阴，血液的运行要依赖于气的推动作用，气环流无形，必附于血才不致耗散无垠，正如清代唐容川的《血证论》所说："载气者，血也；而运血者，气也。"气为血之帅，概括了气对血的作用，气能生血、气能行血、气能摄血，"经气环流系统"中的经气、络气、脏腑之气借助于气络对"心脉血液循环系统"中血液的生成和运行发挥着重要作用。血液在脉络中正常运行，中医认为主要是由于气的推动作用，《素问·五脏生成论》王冰注"气行乃血流"，明代朱橚的《普济方·方脉总论》说"气者血之帅也，气行则血行，气止则血止，气温则血滑，气寒则血凝，气有一息之不运，则血有一息之不行"，明代张景岳在《质疑录》中说"人之气血，周流于一身，气如囊，血如波澜，气为血行，血为气配，阴阳相维，循环无端"，皆强调气对血脉正常循行的推动作用。近年的研究表明，中医的气涵盖了西医学的神经内分泌免疫调节功能，气为血帅，气能运血的功能则与西医学神经、内分泌调节机制对心血管系统的影响相吻合。神经和内分泌对心脏的主要调节作用是改变心肌收缩能力和心率，以调节心排血量；对血管则是改变阻力血管的口径以调节外周阻力，以及改变容量血管的口径以调节循环血量。通过这几个方面的调节作用，不仅使动脉血压维持相对稳定，而且还对各器官的血流量进行重新分配，从而满足各器官、组织在不同情况下对血流量的需要。如神经对心脏的影响主要通过支配心脏的交感神经系统和副交感神经系统中的心迷走神经，前者使心脏活动增强，后者使心脏活动抑制。内分泌激素如肾上腺素和去甲肾上腺素都能激活心肌细胞膜上 β 受体，引起心率加快、兴奋传导速度加快、心肌收缩力增强、心排血量增大。"气为血之帅，血为气之母"指出了气血之间的相互关系，二者在发挥各自功能时又密不可分，即所谓"气中有血，血中有气"。西医学的研究也证实了这一点，如小动脉、细小动脉、毛细血管前动脉壁上都有肾上腺素能、胆碱能神经末梢形成网络包绕在脉外，称之为血管周丛，具有调控局部血液循环的通道，而中医则认为血液在脉管中运行有气的推动。而由内分泌器官分泌的内分泌激素需要借助血液到达不同的脏腑组织，发挥着中医气的生理功能，则体现了血能载气、血中有气的特点。西医学过去认为血管仅为血液循环的通道，而中医则认为血液在脉管中运行有气的推动。

早在《内经》中就记述了与血压调节机制有关的内容：《素问·厥论》篇指出，"酒入于胃，则络脉满而经脉虚"。我们在临床上观察到：人们在刚饮酒后的不长时间里，酒先通过胃进入血液，通过卫气的宣发，致小血管－络脉扩张，经脉中血液减少，流向络脉，会出现面红耳赤、肌肤发热的表现。经脉中营血因流向络脉而减少，经脉不充，这时临床测得人体血压是降低的。寸口诊脉可切到大而无力且数的脉象。《灵枢·经脉》篇还进一步指出："饮酒者，卫气先行皮肤，先充络脉，络脉先盛，故卫气已平，营气乃满，而经脉大盛。"意思是说在饮酒后一段时间，酒力温经通络的作用消退，先行的卫气归于平和，恢复正常的运行状态，与营气相伴而行，扩张的络脉待营血充满之后，扩张度消退，归于平常，营血向经脉分布。而原先由于卫气先行，营血向络脉分布，所致空虚的经脉在人体发挥自身调节作用下，补充经脉中的营血以自救，则空虚的经脉逐渐得到营气的补充，经脉中气血得到充实；加之络脉中的营血流动重向经脉分布，二者的共同作用导致经脉中营血壅实，故而出现经脉大盛。这时临床切脉可发现脉搏实大而有力，表明气血壅实，膨胀血脉而经脉大盛则血压升高。这就是饮酒后先是血压下降而后是血压上升这一血压波动现象产生的机制在祖国医学中进行的详细描述。

上述经文表明：正常的生理状态下，营卫循脉相伴而行，营卫和调，脉络气机通畅，脉络舒缓，营血充盈经脉，脉搏和缓有力，形成生理状态下的正常血压。营血的多寡，决定了对经脉充盈的程度，使寸口的脉搏发生虚实变化，同时对血压高低变化产生重要影响；人体卫气通过对经脉和络脉舒缩功能的调节，控制着流向经脉和络脉的营血量，从而出现寸口脉搏的虚实变化，发挥调节血压高低的功能。营气和卫气通过对血流量和经络舒缩的控制共同发挥血压调节作用。

我们可以得到如下启示：第一，卫气宣发，脉络扩张，血压可下降。由于卫气先行，络脉扩张，经脉中营血减少则血压下降。第二，卫气不行，络脉不通，经脉中营血壅实，血压升高。第三，各种原因导致的营血瘀滞，络脉阻滞，营血不能畅行，壅实经脉则血压升高。营血亏虚不能充盈脉络，经脉得不到充盈而空虚，故脉搏虚弱无力，血压下降。第四，从经脉搏动表现出的脉象的变化，结合望诊可以探求络脉的气机是否通畅。这为我们依据丰富的脉学学说探求高血压的络脉病机开辟了一条新的途径。

由此可见，在中医看来，血压的形成是在人体阳气的推动下，由心脏搏动循环于脉中的血液对经脉的充盈现象，表现为脉搏的和缓有力、面色红润。脏腑气机通过对营卫循行的调节，发挥对脉络舒缩状态调节，以及血液在经脉和络脉中的分布量的调节，可以影响血压高低。营血的虚实变化和卫气运行状态的不同皆可影响血压的高低变化，而呈现出脉搏虚实的临床表现。通过切脉感知脉象的虚实不同，可以直接诊查出血压的高低变化。血压高是血脉壅实；血压低是气血

第三章 从「络」观血压

亏虚不能充盈血脉，而脉中营血不足。

现代医学研究表明，构成血压形成的最基本的单元是心脏、血液，以及血管。血管又分动脉和静脉及毛细血管。动脉由大动脉、中动脉、小动脉和微动脉组成。我们平时测的血压是血液在肱动脉流动时作用于血管壁的压力，它是推动血液在血管内流动的动力。凡能影响心排血量和血管外周阻力的因素都能影响动脉血压。中医学认为脉为奇恒之腑，是一个独立的概念，心血脉构成人体循环系统。

1. 心血脉构成的循环系统

早期中医学理论的建立依赖于原始解剖学知识并结合长期医疗实践总结形成功能结构概念，《内经》中已经记载了春秋战国时期人们对解剖的认识，《灵枢·经水》曰："若夫八尺之士，皮肉在此，外可度量切循而得之，其死可解剖而视之，其脏之坚脆，府之大小，谷之多少，脉之长短，血之清浊……皆有大数。"

综合《内经》文献，对心、脉、血之间的关系、脉的循行及分布、血液的生成及在脉管内的运行规律都已经有了较为完整的论述，在这部中医学奠基之作中，"心 – 脉 – 血液循环系统"已经成为以运行血液为主要功能的经络系统的重要组成部分。中医认为血液在脉中运行是通过阳气推动由心脏的鼓动来实现的,《内经》对心、血、脉的论述初步形成了"心(肺)–血–脉"循环系统,对心(肺)推动血液在脉管内运行的作用有了清晰的论述。《素问·痿论》曰:"心主身之血脉。"《素问·六节藏象论》曰:"心者……其充在血脉。"《素问·五脏生成论》曰:"诸血者,皆属于心。"《素问·痹论》曰:"心痹者,脉不通。"《素问·经脉别论》曰"肺朝百脉",且有:"食气入胃,散精于肝,……食气入胃,浊气归心,淫精于脉,脉气流经,经气归于肺,肺朝百脉,输精于皮毛,毛脉合精,行气于腑,腑精神明,留于四脏,气归于权衡,权衡以平,气口成寸,以决死生。"这些表明中医学已经认识到血液是在由心肺和脉组成的循环系统中运行的。心是主导血液在脉管内运行的动力器官,并流经肺脏,进行气体交换,血液是从连接内脏的大的血脉、经脉,流入络脉,再到更小的孙络,然后渗入组织皮毛的。而人体的血液回流由外向内是由小的孙络到大的络脉再到经脉而进入内脏,表明脉与心肺相连,具有离心而去又回归心肺的血液循行特点，其内容基本涵盖了体循环和肺循环的概念。这就为我们从诊查寸口的经脉来认识络脉的病变提供了依据。

《素问·调经论》曰："风雨之伤人也，先客于皮肤，传入于孙脉，孙脉满则传入于络脉，络脉满则输于大经脉。"其指出血液的循环由外到内是由孙络到络脉，然后到经脉的。同时也为治疗外邪侵袭的不同部位选取治疗方法提供了依据。

2．中医把脉作为一个独立的脏器

《内经》将脉归为奇恒之腑的独立实体脏器。《素问·五脏别论》言："脑髓骨脉胆女子胞，此六者，地气之所生也，皆藏与阴而象于地，故藏而不泻，名曰奇恒之腑。"由上可见，《内经》中"脉"之概念，具有三重含义，一是运行血液为主要功能的脉络系统。二是心（肺）－血－脉循环系统中血液运行的通路。三是独立的实体器官。其功能是运行血液至全身，发挥渗灌气血、濡养代谢、精血互换的作用。这与现代对血管的认识已经基本一致。同时指出脉管是一个相对密闭的管道系统，营气与血液在脉中是循环运行的。

《灵枢·痈疽》篇指出："余闻肠胃受谷，上焦出气，以温分肉而养骨节，通腠理。中焦出气如雾，上注溪谷，而渗孙脉，津液和调，变化而赤为血。血和则孙脉满，溢乃注于络脉，皆盈，仍注于经脉。阴阳已张，因息乃行。"可见血液循环系统的脉络中的大的主干经脉和其分支络脉，以及最小的孙脉都是血液运行的通路。记述了人体水谷精华从胃部吸收进入络脉再到经脉而成血液的路径。

《灵枢·营卫生会》篇曰："营在脉中，卫在脉外，营周不休，五十而复大会，阴阳相贯，如环无端。"《灵枢·本脏》篇指出："经脉者，所以行气血而营阴阳，濡筋骨，利关节者也。"在中医古代文献中清楚地记述了心脏推动血液在脉管内运行的作用。心、血、脉组成了一个独立的系统。《医学入门》说："人心动，则血行诸经。"说明中医早就认识到心的搏动是推动血液运行的动力来源。中医认为血液运行是人体阳气推动的结果，气为血帅，气行则血行，气滞则血停。

3. 中医对血脉结构的认识

血脉结构是将血脉由粗到细分为经脉、络脉和孙络。《灵枢·脉度》篇曰："经脉为里，支而横者为络，络之别者为孙。"经脉，大致相当于西医的大中动脉，我们用血压计测量的血压就是人体大中动脉壁的压力。如中医所描述的十二经脉皆有动脉，其中寸口的桡动脉、趺阳脉、太冲脉都是中动脉。因此中医寸口切脉感知的脉管内的压力就相当于西医平时用血压计测得的血管内的压力。中医学中的络脉，大致相当于西医的微动脉和微静脉。《内经》把直接从经脉中分出的络脉称为十五别络或大络。把最细小的络脉称为孙络，分布于体表的称为浮络。络脉把经脉中的气血津液由线性循环，进一步面性弥散到全身，成为布散气血津液、提供营养交换、络属脏腑百骸的网络结构。

总之，中医对由心、血、脉经由肺部构成的血液循环系统早就有清晰的认识。

第二节　五脏与血压变化的相关性

高血压的病因错综复杂，多因饮食劳倦、内伤情志、素体肥胖或遗传等因素导致五脏阴阳失调，痰浊内生、水饮内停、日久成瘀、痰瘀互结而发为本病。《素问·举痛论》有"百病皆生于气也"的描述。《素问·通评虚实论》篇指出："……仆击、偏枯……肥贵人则膏粱之疾也。"《素问·五脏生成论》篇中亦有"多食咸，则脉凝泣而变色……"的描述；而《素问·至真要大论》则直接指出了与五脏有关疾病的病机："诸风掉眩，皆属于肝，诸寒收引，皆属于肾；……诸气膹郁，皆属于肺；诸湿肿满，皆属于脾；诸热瞀瘛，皆属于火；诸痉项强，皆属于湿……"从这些古训中我们不难看出高血压与五脏关系之密切。

1. 心脏对血压形成的作用

心为"五脏六腑之大主"，位于胸中，两肺之间，膈膜之上，外有心包卫护，主要生理功能是主血脉、主藏神。心主血脉是指心气推动和调控心脏的搏动和脉管的舒缩，使脉道通利，血液在脉管中运行通畅，流注全身，发挥营养和滋润作用。血液的运行离不开心脏的泵血作用，心脏的搏动主要依赖心气的推动和调控。心气充沛，心阴心阳协调，心脏搏动有力，频率始终，节律一致，血液才能正常地输布全身，发挥濡养作用。同时，心气充沛，心脏有规律地搏动，脉管有规律地舒缩，血液则被输送到各脏腑形体官窍，维持血压稳定。《素问·六节藏象论》所说

"心者……其充在血脉"，即是对心、脉和血液所构成的一个相对独立系统而言。

心位上焦，为阳脏而主通明，五行属火，为阳中之阳。心火主降，在人体气机升降出入运动中主降。在中医看来血压变化主要与心脏搏动泵血，心气充盈，心阴心阳协调以及脉管中血液量的多寡有关。气血的运行、心搏的力量及节律等皆与宗气有关。《读医随笔·气血精神论》说："宗气者，动气也。凡呼吸、语言、声音，以及肢体运动，筋力强弱者，宗气之功用也。"宗气贯注于心脉之中，促进心脏推动血液运行。宗气充盈则脉搏徐缓，节律一致而有力。反之，则脉来躁急，节律不规则，或微弱无力。《素问·平人气象论》说："胃之大络，名曰虚里，贯膈络肺，出于左乳下，其动应衣（手），脉宗气也。"虚里穴发于左乳下，相当于心尖冲动的部位，可以依据此处的搏动来测知宗气的盛衰：若其搏动正常，是宗气充盛之象；若其搏动躁急，引衣而动，是宗气大虚；若其搏动消失，是宗气亡绝。由于宗气助心脉之血气的运行，所以宗气不足则往往导致血行瘀滞、凝而留止的病理变化。《类经》中的"心主血脉，血足则面容光彩，脉络满盈"说明了心气充沛，营血充足，机体健康，可以切诊到脉络满盈，这种状态下血压方能处于正常水平。同时，由于心主血脉，推动血液在脉中流动，决定了脉中营血的虚实，是血压形成的最关键因素。《素问·灵兰秘典论》曰："心则君主之官也，神明出焉。……主不明则十二官危，使道闭塞而不通形乃大伤，……"说明心藏神，人体的一切功能都是在心神的统一支配下完成的。因此心神不宁、心火亢盛，都会使人体气机失畅，营卫失调，气血壅实，脉诊出现滑实有力的脉象，反映在血压上就是血压升高。故《素问·生气通天论》曰："阴不胜其阳则脉流薄疾。"心火过旺，心营过劳，则脉流薄疾，血壅经脉，鼓胀血脉而血压升高。《素问·痿论》曰："心主身之血脉，……心气热，则下脉厥而上，上则下脉虚，虚则生脉痿，枢折挈胫纵而不任地也。"说明这是长期五志过极，而心火旺盛，心阴不足导致的；心经有热可以导致气机不降，气血逆而上行，而致上盛下虚，血液上下分布失调，血液流动过速，而血壅经脉，络脉不畅而导致血压升高。心气不足，或心阳暴脱，不能鼓动营血运行于经脉，脉络得不到营血的充盈，则脉弱无力，或脉微欲绝，则血压降低或血压消失。

2. 肺脏对血压形成的影响

肺为娇脏，位于胸腔，左右各一，覆盖于心之上。主要功能是主气司呼吸，主行水，朝百脉，主治节。肺在五脏六腑中位置最高，覆盖诸脏，故有"华盖"之称。在人体气机的升降出入运动中，主宣降，与气机的宣发和肃降有密切关系。《灵枢·邪客》篇曰："宗气积于胸中，出于喉咙，以贯心脉而行呼吸焉。"人体气血的运行是由心脏推动的，宗气具有调节心脏的搏动和调节心律及心率的作用。宗气为后天之气，由水谷之气与肺之清气结合生成。肺主一身之气的生成，体现于宗气的生成。因此当肺气虚衰时，呼吸微弱，则宗气生成不足，气不行血，血脉得不到充盈而见脉微弱，人体血压下降。由此可见，肺脏对血压的正常维持具有十分重要的作用。肺朝百脉，是指全身的血液都通过百脉流经于肺，经肺的呼吸进行体内外清浊之气的交换，然后再通过肺气宣降作用，将富有清气的血液通过百脉输送到全身。全身的血脉均统属于心，心气是血液循环运行的基本动力。而血液的运行，又赖于肺气的推动和调节，即肺气具有助心行血的作用。肺通过呼吸运动，调节全身气机，从而促进血液运行。故《素问·平人气象论》说："人一呼脉再动，一吸脉亦再动。"肺吸入的自然界清气与脾胃运化而来的水谷之精所化的谷气相结合，生成宗气，而宗气有"贯心脉"以推动血液运行的作用。肺气充沛，宗气旺盛，气机调畅，甚至血脉瘀滞，出现心悸胸闷、唇青舌紫等症；反之，心气虚衰或心阳不振，心血运行不畅，也能影响肺气的宣通，出现咳嗽、气喘等症状。肺主呼吸，宣发卫气，保证血脉循行的畅通。肺气不畅，卫气不宣，血脉瘀阻，不仅可导致肺动脉局部的压力升高，而且在感冒的时候会导致血压升高；肺部呼吸不畅，宣发不利，气机不畅，卫气不行，脉络不畅，血壅经脉的打鼾——呼吸睡眠暂停，也可导致夜间血压的升高现象。

3. 肝对血压的影响

肝为刚脏，位于腹腔，横膈之下，右胁之内，"体阴而用阳"。主要生理功能主疏泄，主藏血。生理特性是主升主动，喜条达而恶抑郁。《素问·灵兰秘典论》说："肝者，将军之官，谋虑出焉。"肝主疏泄能够促进血液与津液的运行输布。血液的运行和津液的输布代谢，有赖于气机的调畅。肝的疏泄功能，能调畅气机，使全身脏腑经络之气的运行畅达有序。气能运血，气行则血行，故说肝气的疏泄作用能促进血液的运行，使之畅达而无瘀滞。肝藏血，指肝脏具有贮藏血液、调节血量和防止出血的功能。肝贮藏充足的血液，可根据生理需要调节人体各部分血量的分配。随着机体活动量的增减、情绪的变化、外界气候的变化等因素，人体各部分的血量也随之有所变化。这种变化是通过肝的藏血和疏泄功能实现的。《素问·五脏生成论》说"人卧血归于肝"，王冰注解说："肝藏血，心行之，人动则血运于诸经，人静则血归于肝脏。何者？肝主血海故也。"人体气血阴阳的运行，法于自然阴阳升降消长之道。肝脏在人体气机的运行变化中主升。中医认识到脉搏的虚实变化随着人体生理活动的需要以及适应外界环境气候变化而有高低不同的波动。血压的波动变化与心气的推动力，以及人体经脉中运行的血液的多少和脉络气机的条畅与否而导致的络脉舒张或挛缩有关。而且还认识到肝脏通过对营卫气血运行的调节影响人体经脉中运行的血液量和脉络的舒缩功能，因此对经脉的充盈度——血压起着重要的调节作用。

肝脏的疏泄调畅气机功能，对营卫的循行和脉络通利与否具有重要作用：人体血液在心气的推动下，畅行于脉中环周不休，依赖于脉络的气机通利。当肝阳上亢或肝气郁结时，肝失疏泄，气机逆乱，卫气不行，脉络气机不利而致血脉拘急而挛缩，手诊脉象表现为脉弦。《金匮要略·腹满寒疝宿食病》曰："脉弦而紧，弦则卫气不行……"高血压病肝阳上亢、肝气郁结型常见弦劲有力的脉象。肝气郁结则卫气不行、络气不畅、血行不利，血壅经脉导致血脉鼓胀则脉弦实有力，血压升高。而肝阳上亢则气机上逆，卫气逆行，络脉绌急，气血上逆，血失内藏，上壅经脉，冲击神明，鼓胀血脉而血压升高，神志昏蒙。故《素问·阴阳应象大论》曰："厥气上逆，脉满去形。"《灵枢·胀论》篇曰："黄帝曰：脉之应于寸口，如何而胀？岐伯曰：其脉大坚以涩则，胀也。……营气循脉，卫气逆行为脉胀，卫气并脉，循分为肤胀。"总之，肝气郁结，肝阳上亢皆可以导致人体气机的运行失调，致卫气的运行失常，而导致脉络不通，血瘀经脉，血脉壅实而血压升高。

　　肝藏血，对运行于人体外周经脉中血量的

调节起着主要作用。在正常生理情况下，随着人机体活动量的增减，以及情绪的变化，或者外界环境气候的变化，人体各部分的血流量也随之改变。当机体活动或情绪激动时，肝脏就把所储存的血液释放到血脉中，使血液流向人所活动的组织器官，以供给其营养需要。当人体处于安静休息或心神稳定时，由于全身活动量减少，机体外周的血液需要量相对减少，部分血液便藏之于肝。人体的脉搏也表现为活动时急疾、滑数，情绪激动时脉急、脉动。同样，活动时人体的血压也随之升高，安静时降低。人体情绪激动时血压升高；而情绪稳定时血液内藏而脉变和缓，血压下降。《素问·五脏生成论》曰："故人卧血归于肝。"王冰注释道："肝藏血，心行之，人动则血运于诸经，人静则血归于肝脏。"临床脉图实验表明，运动开始后，人体心脏收缩力加强，心排血量增加，周围血管扩张，外周阻力下降，血液循环得到改善，血压上升，相对应的是人体由于脉中气血壅盛，脉搏出现滑脉。同时这种在人体动静的变化，还与肝的疏泄条畅气机功能及调节营卫的循行相配合完成。《灵枢·营卫生会第十八》曰："营行脉中，卫行脉外，营周不休，五十而复大会。阴阳相贯，如环无端。卫气行于阴二十五度，行于阳二十五度，分为昼夜，故气至阳而起，气至阴而止。"可见肝的藏血和疏泄能够调节营卫的循行。

肝脏对人体经脉中运行的血量的多少的这种调节作用，还体现在天人合一的四季变化之中。《素问·四时刺逆从论》曰："春者，天气始开，地气始泄，冻解冰释，水行经通，故人气在脉。夏者，经满气溢，入孙络受血，皮肤充实。长夏者，经络皆满，内溢肌中。秋者，天气始收，腠理闭塞，皮肤引急。冬者盖藏，血气在中，内著骨髓，通于五脏。"因此可见，四季的脉象不同：春天血在脉，故见弦脉；夏天络脉扩张，经脉中的血趋于体表络脉，故见来盛去衰的洪脉；秋天血开始内敛，故见浮脉；冬天人体气血内藏，络脉收缩，脉气内敛，脉中血量减少，故见脉沉。可见自然界四时阴阳的消长有一定秩序，人体经脉中运行的气血也随之而有内外盛衰的变化，从而产生一年四季血压有规律的变化，表现为人体血压是冬春季升高、夏秋季降低，夏天和冬天血压相差 10mmHg 左右。这种变化是人体顺应四季阴阳变化，血液在人体脉络中运行的状态的不同而形成的。张伯讷、徐建国等曾对 80 例健康男性青年的四季脉图进行观察，证明人体脉搏确实是春弦、夏洪、秋浮、冬沉。因而肝血不足，营血不能充盈血脉，则血压过低而头晕、面色无华，不能充盈血脉而血压降低，临床可见贫血患者的血压降低。

由此可见，肝脏是通过发挥其疏泄和藏血的功能而行使对营卫的调节，调节运行于经脉中的血量和络脉舒张与收缩状态而影响经脉中气血的虚实变化，产生脉搏虚实的不同表现，从而导致血压的变化有高低的不同。

4. 脾脏对血压的影响

脾位于中焦，在膈之下，胃的左方。脾为后天之本，主运化水谷，主统血，是人体气血生化之源，在人体气机变化中主升。脾气有统摄、控制血液在脉中正常运行而不溢出脉外的功能。明代薛己的《薛氏医案》明确提出："心主血，肝藏血，脾能统摄于血。"脾气统摄血液的功能，实际上是气的固摄作用的体现。脾气是一身之气分布到脾脏的一部分，一身之气充足，脾气必然充盈；而脾气健运，一身之气自然充足。气足能摄血，故脾统血与气摄血是统一的。脾气健旺，运化正常，气生有源，气足则固摄作用健全，血液则循脉运行而不溢于脉外。若脾气虚弱，运化无力，气生无源，气衰而固摄功能减退，血液失于统摄则导致出血。脾运化正常，气血化源充足，脉中气血充沛则血脉得到正常充盈而血压正常。脾虚化源无力，脉中气血亏虚，脉络不能充盈，则脉虚或细无力，血压降低。脾运化水湿的功能障碍，水湿内停，湿浊壅滞血脉，则见脉滑有力；若湿邪阻滞，卫气不行，脉弱则见脉濡细，因此临床常见水肿患者血压升高而脉弦。脾主统血，血脉的运行有赖于脾阳的温煦。卫气发于中焦，而脾阳不足，卫气化生不足，则见四肢发冷，脉络拘急不利而见脉沉，血壅脉中，血压升高。临床常见脾阳虚型的高血压病患者，治疗中使用干姜、桂枝温脾助阳，起到明显的降压作用。

5. 肾脏对血压的影响

肾为"五脏阴阳之本"，位于腰部脊柱两侧，左右各一。《素问·脉要精微论》说："腰者，肾之府。"肾主藏精，为人体生命之本原，又称"先天之本"。肾精化肾气，主要属先天之气，即元气，内藏真阴真阳，是人体阴阳平衡的根本。元气是人体功能活动的原动力，同时其气主升。

肾阳的温煦，对卫气的运行、脉络气机的调畅发挥重要作用。肾阴的滋润对于营血的循行也有重要作用。阴阳二者的相互平衡对维持人体气机的升降出入平衡、保持正常血压的稳定有重要作用。

肾阴不足则不能制火，不能滋养肝阴，阴虚则阳亢，肝气不疏亦可郁而化火，火性炎上，上攻头目，容易造成气血上逆、头痛头晕、面红目赤，血不内藏而壅滞于血脉，使血脉鼓胀而血压升高。肾水不济心火则心肾不交，心火旺盛，气机升降失常，脉络气机不畅，血壅经脉则心神不宁、失眠、血压升高。或因肾阴不足，人体阳亢火旺，导致气机升降失调，营卫运行失常而络脉不通，则血压升高。故临床常用温肾阳、泻相火的二仙汤治疗高血压病，或交通心肾的交泰丸治疗高血压病。同时，肾主水，司开阖，肾阳虚则水液代谢障碍，水湿内停，浊阴泛滥，壅塞脉络，血脉壅滞而脉沉滑有力或脉弦，故临床水肿患者常伴有血压升高。另外，肾阳是人体一身阳气之根本，肾阳虚，阳气不得外达，失却温煦作用而血脉拘挛，气血壅滞于内不得外达而见脉沉，使血压升高。我们在临床应用温阳药杜仲、淫羊藿等可促使阳虚患者的血压下降。

肾气亏虚，气虚不能推动血液、鼓胀血脉则脉弱无力而血压降低。肾气虚脱，阳气不得升发，鼓动无力则见脉微欲绝，导致血压过低而休克，临床常用参附汤回阳救逆。

第三节　脉象与血压变化的相关性

脉象是脉动应指的形象，包括频率、节律、充盈度、显现的部位、通畅的程度和波动的幅度等，通过诊察脉象的变化，以达到辨别病症的部位、性质及正邪盛衰等情况。脉象的产生与心脏的波动、心气的盛衰、脉道的通利和气血的盈亏直接相关，能反映全身脏腑、气血、阴阳的综合信息。当脏腑、气血发生病变后，必然从脉搏上表现出来，呈现病理脉象，成为诊断疾病的重要依据。正常的脉搏节律均匀，不浮不沉，不大不小，来去从容，脉搏在60～100次/分之间。《素问》云："轻度如揭竿末梢，中度者如循长竿，重度者急益劲如新张弓弦。"一般来说，病情的轻重与血管紧张度成正比，脉象是中医辨证的一个重要依据，对分辨疾病的原因、推断疾病的变化、识别病情的真假、判断疾病的预后等，都具有重要的临床意义。

　　中医寸口诊脉包含了现代医学的心率、血压和其他更广泛的中医诊疗信息。切脉可以感知走行于体表的动脉内的压力，即寸口脉搏的强弱，以及脉体的软硬。寸口脉搏所表现出来的血压在脉象上有以下两个方面的特征：一是动脉搏动力的强弱，即指下感觉脉搏跳动的有力无力。它反映出了人体阳气的盛衰。临床也往往反映出收缩压高低和脉压变大。二是在切脉时指下感觉到脉象的软硬所体现的脉搏的坚实度。它反映出了脉管内的血液的虚实变化，同时也反映了舒张压的高低，脉压变小。二者体现了人体阴阳气血的虚实状况。脉搏随血压变化呈现有特征的表现。在临床实际中可以发现，人体血压高低的波动是可以从脉象中体现出规律的。对于健康人血压正常的脉搏，中医认为是其人体气血平和，气血充沛，则脉从容和缓，搏动有力，脉管充实，节律一致，沉取有力。即有胃气、有神、有根。而高血压病患者的初、中期，因脉管内压力高，脉的搏动有力增加；脉管内充盈度高，脉管坚实。脉象表现为脉弦劲，搏动有力，脉力逾常，或脉实大，脉力逾常。对这种现象，中医认为是脉内气血壅实的表现。而低血压患者心脏的鼓动力减弱，脉的跳动无力而呈虚脉；气血亏虚而脉管内充盈度降低，动脉的搏动减弱。寸口脉管变细，跳动无力，而脉象是细软无力的细弱脉，中医认为其病机是气血虚弱。严重的休克患者血压过低，有效血循环量不足，动脉得不到血液的充盈，加之小血管痉挛而出现脉细无力，或脉微欲绝。中医认为病机是阳脱阴竭，阴阳离决的表现。中医脉象的现代客观化研究，通过对脉搏图的分析，也进一步证实了脉象与血压相关，低血压时的脉搏图像是虚脉、微脉、芤脉、弱脉、细脉等脉图特征，这些都是人体气血亏虚时气对血的鼓动无力，以及经脉得不到充盈的虚脉象表现；而在高血压病时的脉搏图像是实脉、长脉、洪脉、弦劲有力脉、牢脉的脉图特征，是邪实壅滞经脉的实脉象表现。可见高血压的脉象是以营血壅滞经脉的实脉为主，而低血压的脉象是以经脉得不到气血充盈的虚脉为主。高血压病早期多兼有滑脉、紧脉，中期及重度高血压病患者可兼细涩脉，沉脉多见于较肥胖的高血压病患者。高血压病中期以后的患者，多伴有肝肾阴虚，表现为脉象弦而不柔和，按之"坚急"如指弹石，有一种僵硬感。当然，这些脉象不是固定不变的，它可因个体差异及病情演变而发生变化，也可能还兼有一些其他脉象。由于脉为血之府，贯通全身，所以脏腑发生病变，往往反映于脉，有时在症状还未充分显露之前，脉象已经发生了改变。所以，通过脉象的分析可以认识血压变化的机制。高血压在未出现明显的临床症状的时期，可以通过切脉诊断。从影响人体气机的升降出入变化，以及营卫的和调循脉而行，进而影响对脉络的功能状态和脉中血液的虚实的相关因素来分析。人体气血虚实的变化，影响了循行于脉中的气血对血脉的鼓胀力，而脉象的表现也因此有强弱不同，由此导致了血压的高低变化。所以古代中医通过脉诊和望诊观察人体脉管内的血液的变化，总结出了丰富的有关血脉的构成以及血脉运行与调节的理论，为我们通过脉象认识血压变化的机制提供了可靠的临床依据。

综合以上所述，血压是在阳气的推动下，由心脏搏动血液运行形成的，是运行于脉中的血液对经脉的充盈现象。人体经脉血管内压力的升降，表现为脉搏的虚实变化，可以通过手诊切脉而感知。心脏推动血液在动脉内运行而形成的收缩压以及脉压表现为脉的搏动力的大小，舒张压影响脉搏的软硬，表现为脉搏跳动之后脉管充盈的坚实度。五脏气机变化，通过对心搏鼓动力大小的影响，对运行于脉中的血液循环量多少的调节，以及通过对营卫的调节达到对脉络气机的调节，即对脉络的收缩与舒张的影响，随着脉搏的跳动力和脉管内充盈的坚实度变化而呈现出脉象的变化，从而影响血液对动脉壁的压力，由此决定了血压的高低变化。

第四章
高血压病的病因病机

　　高血压可分为原发性高血压和继发性高血压两大类。其中，原因不明的高血压称为原发性高血压，占高血压患者总数的 95% 以上。现代医学认为高血压病发病的危险因素是遗传、饮食过咸、缺乏运动、肥胖、饮酒过度、精神紧张等。中国传统医学认为，高血压病是阴阳失调、脏腑气机紊乱、营卫不和、络脉不通、血壅经脉的结果。高血压病病因繁多：有起于营血病变为主的血瘀络脉，临床表现为高血压病开始的脉实大；有起于卫气不行的络脉郁滞，临床表现为脉弦劲有力。二者可以相互影响，致营卫失调，日久则营血瘀滞，卫气不行，络脉不通。"咸走血，多食之……血与咸相得，则凝"及"是故多食咸，则脉凝泣而变色"。其均说明过度食盐，血脉凝滞，络脉阻滞而致血壅经脉血压升高。另外，长期嗜食肥甘厚味或嗜烟酒无度，缺乏运动，人体气机不利，从而导致形盛气虚，使得脾胃运化失职，升降不利，痰湿内生阻滞清阳，痰浊壅滞血脉而致血压升高。同时，卫气出中焦，气机不利影响卫气的循行，阻碍脉络气机，血壅经脉而血压升高，故肥胖之人常见脉沉。精神过度紧张导致五志过急，心肝火旺，气机上逆皆可导致血压升高。高血压病的络脉病机早期主要是络脉气滞，中期为络脉瘀阻，后期为络脉闭塞。

　　大部分高血压病患者的大部分患病时间没有不适症状，只有在血压波动过大，或血压过高的时候，常常出现头晕头痛、项强不适、心慌、心悸等症状，因此中医学中将高血压归于眩晕的范畴，关于头晕头痛中医病机的认识，对于认识高血压病病机具有重要的指导意义。《素问·至真要大论》云"诸风掉眩，皆属于肝"，认为肝风内动，是血压升高的病机。《素问·五脏生成论》云"头痛巅疾，下虚上实，……甚则入肾"，指出肾精不足，气机失调，气血上逆而发，也是高血压病的一个病机。张仲景用小半夏加茯苓汤治疗眩晕，明确了本病和痰饮的关系，首开治痰的先河。金元时期，张从正及李东垣也都认为痰浊是引起眩晕的重要原因。《兰室秘藏》曰："脾胃气虚，痰浊上逆之眩晕。"朱丹溪更是力倡"无痰不作眩"。故认为"头痛多主于痰"及"肥人头痛是痰湿"，"湿痰生热"可致中风。唐代孙思邈的《千金翼方》云"厥头痛，肝火厥逆，上攻头脑也"，指出了火邪上攻可致头痛。叶天士认为是"风阳上冒"，但是有"中虚"与"下虚"之别；有属"阴虚阳越"而成者，有属"精血衰耗，水不涵木"等。其认识到肝肾阴虚，阴阳失却平秘，阳亢化风的病机，并进一步指出"肝肾阴虚，脾虚生痰，肝风挟痰上冲，而发为中风"，而成下虚上实之势。

现代医学研究表明：血压升高时的血流动力学变化是外周的血管，主要是小动脉血管痉挛，血流不畅，阻力升高；由于水、钠潴留导致的血容量增加；还有心排血量增加等三方面的改变。祖国医学对血流动力学改变的机制也有类似认识。《素问·厥论》篇曰："酒入于胃，则络脉满而经脉虚。"说明了人们在刚饮酒后，小血管-络脉扩张，外周阻力减小而血压下降。相反，络脉拘急，血流不畅，营血壅滞经脉，血脉鼓胀则血压升高。这类似于外周阻力改变与血压关系的论述。血容量增加导致血压升高,《灵枢·经脉》篇有论述:饮酒者,卫气先行皮肤,先充络脉,络脉先盛,故卫气已平,营气乃满,而经脉大盛。就是说酒力温经通络的作用消退,卫气归于平和,络脉的扩张消退,归于平常;营血由趋向络脉转而向经脉分布,原先空虚的经脉逐渐得到营气的补充而营气充盛,使经脉中气血壅实,故而出现经脉大盛。这时临床切脉可发现脉搏实大而有力,临床测得的血压是升高的。明确地指出了:高血压就是脉中营血壅实,鼓胀血脉的"经脉大盛"。这也是有关血容量增加导致血压升高的论述。

通过对《内经》有关血脉理论的学习可以得出高血压的病机:第一,血压是在人体阳气的推动下,由心脏鼓动血液运行于经脉形成的,是运行于脉络中的血液对经脉的充盈现象。因此阳亢火旺,鼓动过强,心营过劳,营血迫急,则脉流薄疾;心神不宁,气机失调,络脉不畅,血壅经脉,血脉鼓胀,就会导致血压升高。第二,各种原因导致的脏腑气机失调,气机不畅,卫气不行,营卫运行失调,营卫不和,导致脉络气滞,

第四章 高血压病的病因病机

59

脉络气机不畅而拘急，使血壅经脉，经脉鼓胀导致血压升高。第三，疾病时的痰湿内停，阻滞气机，充塞脉络；或瘀血内阻，脉中营血的壅实，营血运行不畅，导致卫气运行不利，络脉气机不畅，血脉鼓胀而引起血压升高。总之，心的鼓动异常、卫气阻滞、营血瘀滞这三者异常都会导致人体脉络不畅，血壅经脉而鼓胀血脉，血压升高。这些病机的变化都可以体现在脉象上。现代研究表明血流动力学的指标，都可以从脉搏上表现出来。

第一节　高血压的脏象病机

中医认为高血压的病机是络脉不畅、营血壅实、心营过劳，心血脉系统三方面的失调，导致营卫不和，络脉不畅，血壅经脉，鼓胀血脉。因此探讨五脏疾病导致高血压形成的机制，就是探讨五脏对以上三方面的影响，就可以辨清高血压的病机。

1. 心对高血压病形成的影响

由于心主血脉，鼓动血液在脉中流动，是血压形成的最关键因素。心藏神，人体的一切功能都是在心神的统一支配下完成的。因此任何原因导致的阳亢火旺都可导致心脏鼓动血脉的功能过亢，心营过劳，致脉流薄疾，脉中气血壅实，血压升高。临床常见高血压病患者常有心烦失眠、心慌胸闷、脉实而数。临床研究表明清心泻火、潜阳安神的药物如莲子心、远志、黄连、栀子等对于上述患者具有降压效果。《素问·灵兰秘典论》曰："心者，君主之官也，神明出焉。……主不明则十二官危，使道闭塞而不通，形乃大伤。"说明心藏神，人体的一切功能都是在心神的统一支配下完成的。因此心神不宁，气机失调，以及心火过旺，鼓动血脉的功能过亢，人体气机不畅，营卫运行失调，脉中气血壅实，出现脉搏滑数有力，也会导致血压升高。故《素问·生气通天论》曰："阴不胜其阳则脉流薄疾。"《素问·痿论》曰："心主身之血脉，…心气热，则下脉厥而上，上则下脉虚，虚则生脉痿，枢折挈胫纵而不任地也。"说明心火旺盛，心阴亏耗可以导致脉络气机不降，气为血帅，血液随气逆而上行，致上盛下虚，血液上下分布失调，血液流动过速，血壅经脉，络脉不畅而导致血压升高。

另外，高血压病的证候研究表明，心脾两虚、心肾气虚、心肾阴虚，是高血压病的发病机制。

2. 肝对高血压形成的影响

肝主疏泄，调畅气机，调节人体卫气的运行；肝藏血，调节营血在经脉中的运行量。因此肝阳上亢、阳亢火旺，血不内藏、涌溢脉中，鼓胀血脉压力升高，从而使血压升高；肝阳升发过度，气机失调，卫气逆行，脉络拘急不畅，气血上逆，鼓胀血脉的血压升高。临床可见患者头晕头痛，脉诊为弦脉。如果肝阳亢极，络脉绌急，气血上逆，血失内藏，上壅经脉，冲击神明，鼓胀血脉，可出现血压升高危象导致神志昏蒙。故《素问·阴阳应象大论》曰："厥气上逆，脉满去形。"临床可见高血压病患者因暴怒而额头血管胀满，面红耳赤，甚则血压过高冲击神明而昏厥。

肝气郁结时，肝失疏泄，气滞血瘀，或气滞湿阻，脉络气机不利，拘急而挛缩，脉搏表现为脉弦，肝脏对导致血压升高的三因素即心脏的鼓动、脉中的营血充盛度，以及脉络气机都有重要的影响，因此在治疗高血压病的药物中入肝经的药物最多。如钩藤、香附、佛手、牡丹皮等在药理上具有降压作用。临床上有天麻钩藤饮等许多有效的降压中成药。同时文献报道的高血压病的证候中涉及肝脏证候的最多，如肝阳上亢、肝阳化风、肝火旺盛、肝气郁结等。

3. 脾脏与高血压的形成

脾主运化水湿，功能失调时，水湿内停，湿浊壅滞，致营血壅实，鼓胀血脉，则见脉滑有力、血压升高；若湿邪阻滞脉络气机，脉络不畅，则见脉沉细，因此临床水肿患者常伴血压升高。此种情况可以通过健脾利水的治法降压。临床研究表明具有健脾化痰利湿的半夏白术天麻汤不仅能消除高血压病患者的痰湿证候，而且有降压疗效。脾主统血，血脉的运行有赖于脾阳的温煦，而脾阳不足，推动乏力则血脉拘急而不利，血壅脉中，血压升高，诊脉可见沉脉。临床常见高血压脾阳虚的患者，舒张压高，在治疗中增加干姜、桂枝等温脾阳的药物可取得显著的降压效果。同时，临床研究发现苓桂术甘汤有良好的降压效果。证候研究表明，脾虚痰湿和脾虚浊阻是高血压病的病机之一，临床各种痰湿证有 10 多个证型。

4. 肾对高血压病形成的影响

肾脏内藏真阴真阳，是人体阴阳平衡的根

本，对维持人体气机的升降平衡，保持正常血压的稳定有重要作用。肾阴不足，不能滋养肝阴，阴虚火旺，气机不降，卫气逆行，血壅经脉，则血压升高。临床常用滋肾平肝的方药治疗高血压。同时肾阳是人体一身阳气之根本，肾阳虚，卫阳不足，卫气不得外达，卫气失却温煦作用而脉络拘急，气血壅滞于内不得外达而见脉沉，使血压升高。临床上，女性在更年期更容易发生高血压病，原有高血压病的患者在更年期血压多会进一步增高，这源于女子七七，任脉虚，太冲脉衰少，天癸竭，地道不通，肾精亏虚容易引起阴阳失调。临床研究表明，多种清相火、温肾阳的药物都有降压效果。如黄柏、杜仲、淫羊藿等，以及由以上药物组成的二仙汤可使患者的血压下降。肾阳虚，水液代谢障碍，水饮内停，浊阴泛滥，壅塞脉络则血脉壅滞而脉沉滑有力，或脉弦，临床水肿患者常伴有血压升高。临床研究真武汤、金匮肾气丸皆有降压效果。临床证候的研究也表明，肾阳虚、肾阴虚、肾阳虚相火旺，皆可导致血压升高。

5. 肺对高血压形成的影响

肺主气，司呼吸。卫气的宣发是通过肺达

到全身的。因此肺气不宣可导致卫气不行，进而影响血脉的运行，而导致血压升高。虽然有关肺脏导致血压升高的临床证候鲜有报道，但是高血压病的临床表现表明，感冒会导致血压发生波动而升高，打鼾是夜间高血压病患者血压升高的重要原因。临床具有降压效果的中药如辛夷、地龙、桑白皮、桑叶、贝母等都是归肺经的药物，而且是主要治疗肺部疾病的药物。同时，现代医学的研究提示，慢性阻塞性肺疾病与原发性高血压有关。因此进一步探讨肺脏与高血压病的病机对提高高血压病的疗效可能具有一定的意义。

总之，五脏是通过调节人体气机升降出入，影响营卫和调运行，进而影响脉络的气机通畅，或营血在脉中的正常运行而导致脉络气机不畅，营血壅滞脉中而鼓胀血脉，致血压升高。

第二节　高血压的血脉病机

由于中医将脉络视作一个独立的实体脏器——奇恒之腑，必然有其自身结构的功能及代谢特征，其功能与代谢与气机、气化及伴随发生的物质能量转换密切相关。脉作为独立的实体脏器不仅会受到各种致病因素的损害，它自身也存在着自稳调控机制，气之调控作用特别是营卫之气交生化，阴阳平衡，相偕而行于脉之内外，对于维护脉络结构功能自稳调控发挥着重要作用。因此脉络病机必然有其独特之处，由此提出络气郁滞或虚滞作为"脉络－血管系统病"的第一病机，痰瘀毒等致病因素及脉络瘀阻、绌急、瘀塞等病理变化均是在此基础上产生的。

各种原因导致的营血凝滞，或卫气运行失常皆可导致脉络的气机不畅，而发生各种病变。营血的病变对脉络的影响有如下三方面：营血亏虚、营血瘀滞、痰湿内盛。营血亏虚，营血不能充盈濡润脉络则拘急而见脉细；营能载卫，营血不足不能潜阳，卫阳虚越而导致脉浮大或虚大。或突然大失血致使脉道空虚而见芤脉。营血壅实，血瘀脉阻则见脉涩；水湿停滞，或形盛气虚而致痰湿、营血阻滞，血壅经脉则见脉滑。水湿内停聚而成饮，阻滞卫气则营卫同病而脉弦。年老肾虚，肾阴不足，可见脉虚洪无根，动则头晕、气短。故《金匮要略·血痹虚劳病脉证并治第六》曰：夫男子平人脉大为劳，脉极虚亦为劳。

卫气病变对络脉的影响：有卫气虚，则脉缓，如桂枝汤证；卫气不行而停滞，见脉弦。如《金匮要略·腹满寒疝宿食病》曰：脉弦而紧，弦则卫气不行，……卫气逆行，络脉拘急，致营血壅塞经脉，则见脉充大坚以涩。在《灵枢·胀论》篇中，黄帝曰：脉之应于寸口，如何而胀？岐伯曰：其脉大坚以涩则脉胀也。……营气循脉，卫气逆行为脉胀，卫气并脉，循分为肤胀。《内经》曰：厥气上逆，脉满去形。

营卫失调相互影响，致血液与脉络相互为病，终成血瘀脉络，闭塞不通。故《金匮要略》指出：血脉相传，壅塞不通。

吴以岭教授在《脉络学》中提出的七种络脉病机在高血压病中是如何表现的呢？我们从长期的临床研究中发现，从脉络学角度，高血压病在不同的病程阶段病机是不同的，从初期到后期主要是络脉气滞、络脉瘀阻和络脉闭塞。病情进展中会出现络脉的损伤、络脉的绌急、络脉虚滞和络息成积。

1. 络脉气滞

络脉气滞主要见于高血压病初期的一级高血压阶段。临床表现为血压波动大，时高时低，有时候正常有时候升高；或虽然升高，但是高低变化波动较大，而表现为血压不稳。主要的病变在气分，符合气滞的病机表现特点。

人体的脏腑、经络、形体、官窍，都是气升降出入的场所。气机的升降出入对人体的生命活动至关重要。《素问·六微旨大论》曰："出入废则神机化灭，升降息则气立孤危。故非出入，则无以生长壮老已；非升降，则无以生长化收藏。是以升降出入，无器不有。"真气，是人体最根本的气，是人体生命活动的根本动力，属先天之气。宗气，由谷气与自然清气结合而积聚于胸中，属后天之气。先天之气、后天之气皆关系到一身之气的盛衰。气灌于心脉而分营卫，气在经中为经气，经气入络为络气，络气入脏腑为脏腑之气。络气包括运行于经络之络（气络）中的气和运行于脉络之络中与血伴行的气（血络）。营行脉中，卫行脉外，营卫和调，相偕而行，环周不休，在络脉末端相互贯通，并实现交会生化。营卫二气交会生化维持着络脉末端的津血互换、濡养代谢等生理活动，对维持脉络的结构完整和功能完备，对心脏搏动而发生的舒缩运动推动血行具有重要的调节作用。各种疾病导致的络气郁滞，都会导致气机的不畅，临床上络气郁滞常和肝气郁滞并见。络气气机紊乱，常伴随脏腑气机升降出入的异常，营卫由络以通交会生化，络气郁滞，也常伴有营卫交会生化失司，或气机升降的异常，营气异常，营阴耗损，失去化生血液、洒陈五脏、和调六腑、调节血运之功。卫气异常，失其温煦充养、防御防护、信息传导、调节控制作用，营卫交会生化异常导致脉络末端气血津液物质代谢与能量转换失常，滋生痰浊、瘀血热毒等继发性致病因素。因此对于血压不稳者重在调气；而血压难降者重在于化痰祛瘀通络。由于络脉的生理特点是气血流缓，易滞易瘀，因此脉络的病变以郁滞不通为多。《内经》言"营在脉中""卫在脉外"。又指出："虚邪偏客于身半，其入深，内居荣卫，荣卫稍衰则真气去，邪气独留，发为偏枯。"指出了营卫之气的运行与脉络的通畅与否有密切关系。《伤寒杂病论》将营卫理论和脉络理论结合指出"营卫不通，血凝不流""血脉相传，壅塞不通"，成为探讨脉络不通病变的理论指导。《难经》也指出："损其心者，调其营卫。"

2. 络脉瘀阻

络脉瘀阻见于高血压病的二级、三级阶段，表现为血压相对波动范围小但血压持续升高，有别于血压升高初期的血压波动大时高时低。这个阶段的病机是由气及血。络脉瘀阻是在络气阻滞的基础上久病不愈发展而来，是由功能性到器质性损伤的重要阶段。宗气贯心脉而分为营卫之气，营卫之气由络以通交会生化。《素问·气穴论》说："孙络三百六十五穴会……以通营卫。"在脉络末端之孙缠络部位，完成物质与能量代谢、阴阳的相互转化。同时维护着脉络的功能和结构的正常。高血压病形成之后，营卫失调、营卫交会生化异常导致脉络末端气血津液物质代谢与能量转换失常，滋生痰浊、瘀血热毒等继发性致病因素。这些继发性致病因素长期瘀积于脉络之内，损伤脉络形体导致脉络狭窄血行受阻的病理改变。

高血压病患者常常由于长期饮食过咸，血脉凝滞；过食肥甘，饮酒无度，痰浊湿热内生；或久坐少动，气血不足而郁滞；精神紧张而五志过极，人体阳亢火旺、气机失调、卫气不行或营血郁滞络脉。由于络脉的生理特点是易虚易滞。络脉瘀滞，营阴亏虚失却对脉络的濡养功能，发生络虚不荣。营阴不足，失去其营运之力，营气推动气的作用减弱，推动血液循脉而行无力，因而导致血液运行迟缓而血行涩滞。《灵枢·痈疽》篇指出："营卫稽留于经脉之中，则血泣而不行。"《研经言·原营卫》："血随营气而行，故营气伤则血瘀。津随卫气而行，故卫气不行则津停。"血脉相传，壅塞不通。《金匮要略》曰："营卫不通，血凝不流。"进一步发展导致血脉相传，壅塞不通。这些皆揭示了"脉络－血管系统疾病"发展演变的病理过程，营卫之气交会生化，运行障碍既可引起血液凝滞，失于流通的病理变化，又可滋生痰浊、瘀毒，阻滞脉络损伤络体，从而形成由壅到塞的病理传变过程。"壅"者壅滞不畅，"塞"者脉络堵塞或闭塞而致血流中断。

3. 络脉瘀塞

络脉瘀塞是指高血压病脉络完全性阻塞或闭塞导致血流中断的病理改变。高血压病脉络瘀阻、脉络绌急皆可导致机体血行障碍。络脉瘀塞是在血行滞缓的基础上发展成脉络闭塞，血行停止，血流中断而来。营卫以气血之体，以作流通之用，并在脉络末端完成交会生化，维持气血津液的物质代谢与能量转换，营卫失调，运行障碍，是导致血流壅滞的重要原因，张仲景"营卫不通，血凝不流"之说论述了"血脉相传，壅塞不通"。此病机多见于高血压病的三级，出现并发症，如中风、心绞痛及下肢动脉狭窄的疼痛跛行等。

4. 络脉绌急

络脉绌急是在脉络瘀阻的基础上，突然外感寒邪，或由五志过极、过劳等各种原因引起的气机逆乱，导致卫气逆行，络脉收引、挛缩、痉挛状态。

络脉绌急是指劳倦，五志过急，气机逆乱；或感受寒邪，卫气逆行。"阳气者，烦劳则张"。过劳或情志过急导致阴亏于下，阳亢于上，亢极生风等各种突发原因导致人体气机紊乱，卫气逆行，脉络失于舒缓弛张而脉络绌急，营血逆行，血壅经脉。《灵枢·胀论》篇中，黄帝曰：脉之应于寸口，如何而胀？岐伯曰：其脉大坚以涩则，胀也。……营气循脉，卫气逆行为脉胀，卫气并脉，循分为肤胀。《素问·阴阳应象大论》曰："厥气上逆，脉满去形。"《素问·厥论》曰："大怒则形气绝，使人薄厥。"临床可见剧烈的情绪反应、寒冷季节或气候剧烈变化的时候，强烈不良刺激导致气机逆乱，卫气逆行，脉络绌急而突然导致血压升高，可见头痛头胀，恶心欲吐或肢体麻木，活动不利，语言不利，胸闷胸痛频频发作等气机上逆、脉络绌急的表现。

5. 络脉损伤

络脉损伤是指各种原因导致的络体损伤。高血压病患者长期血液壅滞，鼓胀脉络，突发气机逆乱，气火旺盛，导致营血壅塞，胀破脉络而导致出血；或者长期瘀血阻络，血液不能循经络而行，溢出络外，而致出血；或者阴虚火旺，灼伤络脉，血热迫血妄行而出血。高血压病患者常见的脉络损伤出血主要见于高血压病三级脑出血、鼻出血、眼底出血等。宋代陈无择在《三因极一病证方论·失血叙论》中说："故血不得循经流注，荣养百脉，或泣或散，或下而往反，或逆而上溢，乃有吐衄。"此论述了脉络瘀阻，导致血不循经而出血的病机。

6. 络息成积

《灵枢·百病始生》篇曰："虚邪之中人也，始于皮肤……留而不去，传舍于肠胃之外，募原之间，留着于脉，稽留而不去，息而成积，或着孙脉，或着络脉。"《素问·举痛论篇第三十九》："寒气客于小肠膜原之间，络血之中，血泣不得注于大经，血气稽留不得行，故宿昔而成积矣。"《血证论·瘀血》曰："瘀血在经络脏腑之间，则结为症瘕。"脉络瘀阻，血行涩滞为瘀，津液凝滞为痰，气滞，血瘀，痰饮，凝聚蕴结，日久而成癥积。见于高血压病三级、心脏肥大、心功能不全。其病机是在络脉郁滞的基础上，络脉功能失调，津血互换失常，日久痰瘀凝滞，停息于络脉，痰瘀积聚而成。

7. 络虚不荣

络虚不荣是指气血阴阳不足，络脉失荣。阳气对络脉有温煦的作用，阳气不足，寒邪侵袭则脉弦紧。气虚推动无力则血行迟缓，而络脉气机不畅则脉缓涩。营血对络脉有濡润的功效，营阴亏虚，脉络失去濡养则拘急而脉络变细，表现为脉象细。临床更年期妇女，常见潮热汗出、肢冷的上热下寒阳虚相火旺盛证，或潮热盗汗腰酸痛的肾阴虚证，这类患者正是由于络虚不荣的病机而多伴随有更年期高血压。老年高血压病患者，血压不稳，稍一活动血压就波动很大，且脉压差高，临床表现为活动后头晕心慌，潮热心烦，肢冷不温，脉虚滑而数或洪大无根，或脉沉小坚而无力，皆属于气阴两虚的证候，选用益气温阳的淫羊藿、杜仲、寄生、黄芪、熟地黄、枸杞子、当归等益气养阴治疗，往往取得较好效果。

总之，高血压形成是因脏腑功能失调导致阳亢火旺，引起心营过劳，致脉中气血涌盛；或痰湿瘀血内生，脉中营血壅实；以及络脉阻滞，最终导致血壅经脉，血脉鼓胀而血压升高。高血压病的脉络病变是由初期的脉络气机阻滞，到痰瘀阻滞，气血内郁经脉，最终致脉络痹阻不通。

第五章
高血压病的辨病与辨证

辨病与辨证，都是认识疾病的过程。辨病即是对疾病的辨析，以确定疾病为目的，从而为治疗提供依据；辨证是对证候的辨析，以确定证候的原因、性质和病位为目的，从而根据证来确立治法，据法处方以治疗疾病。辨病与辨证都是以患者的临床表现为依据，区别在于一为确诊疾病，一为确立证候。对于高血压病的诊断，要发扬中医学的辨证论治的特色，提高中医的临床诊治水平和辨证的准确率，必须走辨病与辨证相结合的诊治思路。通过辨病思维来确诊疾病，对高血压病的病因、病变规律和转归预后有一个总体的认识；再利用辨证思维，根据该病当时的临床表现和检查结果来辨析该病目前处于病变的哪一阶段或是哪一类型，从而确立当时该病的"证候"，即通常所说的"先辨病，再辨证"和"以辨病为先，以辨证为主"的临床病证结合的诊治原则。

由于我们治疗高血压病的主要目的是使血压降至正常并保持平稳，因此辨证必须是针对血压升高的病机，以及高血压形成之后的动脉血管病变的病机来进行的。所以必须辨清血压升高的脏腑病机和高血压病形成之后的血脉病机。当前中医辨证认识高血压病病机，主要还是通过对头晕头疼等主要症状进行分析的辨证途径来完成的，而以这些症状为依据做出的疾病诊断，显然不能代表高血压病的发病全过程。因而高血压病的辨证论治有明显的阶段性局限。其原因是经过辨证治疗后患者自觉痛苦症状很快消失，而血压并未恢复正常，表明症状和血压的相关性并不好。因此认识高血压病的中医疾病病机，把症状作为体现血压升高的主要因素来进行辨证就难以辨清血压高的疾病病机。因此如果要较好地对高血压病进行中医辨证，必须用望闻问切四诊的方法找到与血压升高相关的证据，找到可以用来进行辨证的临床依据，才可以对高血压进行辨病治疗。辨病，也就是辨清血压升高的病机，所以通过四诊发掘和血压升高相关性较好的，表现在人体的指征，把高血压病纳入中医理论体系中进行辨证，对于指导高血压病的治疗具有十分重要的意义。现代医学指出，高血压病的本质是动脉血管内的压力升高，以及由此导致的动脉血管硬化的病变。它是由于脏腑功能失调导致的血脉功能异常。我们把前者称为"血压升高的脏腑病机"，把后者称为"血压升高的血脉病机"。因此中医对高血压病进行辨病，就必须围绕这两个方面进行探索。然而中医没有高血压的概念，如何进行辨病呢？其实，古代中医虽然没有高血压的概念，但是对于心排血量、血容量、外周阻力的增加等导致血压升高的血流动力学因素在人体的体现，《内经》中早有认识（这些论述前面已经论及，不再赘述）。正常的血压是血液循环流动的前提，西医通过测量肱动脉血液在血管内流动时，作用于血管壁的压力反映个体血压值。中医则是通过寸口诊脉探查机体全身症状。寸口诊脉是属于中医经脉的范畴，脉象是脉动应指的形象。脉象的产生与心脏的波动、心气的盛衰、脉道的通利和气血的盈亏直接相关。所以，心、脉是形成脉象的主要脏器。气血是形成脉象的物质基础。同时，血液循行脉道之中，流布全身，运行不息，除心脏的主导作用外，还必须有各脏器的协调配合：肺朝百脉，肺气敷布，血液方能布散；脾统血，为气血生化之源，血液靠脾气的充养和统摄得以运行；肝藏血，主疏泄以调节血量；肾藏精，精能生血，又能化气，肾气为各脏腑组织功能活动的原动力，故能反映全身脏腑、气血、阴阳的综合信息。当脏腑、气血发生病变后，必然从脉搏上表现出来，呈现病理脉象，成为诊断疾病的重要依据。通过寸口脉搏，就能直接感受血压的高低。临床研究表明血流动力学的指标，都可以从脉搏上体现出来，这就为把高血压病融入中医理论体系提供了有效的方法和途径。

依据脉象进行平脉辨证，既可以按照中医理论指导辨证治疗，又可以参考高血压病血流动力学的改变而指导辨病用药，以达到病症结合，融合中西医理论的目的。高血压病的平脉辨证法是通过对高血压病临床各种脉象产生的脉机分析，辨清营卫失调所导致血压升高的血脉病机，辨清高血压发生的部位之标；依据高血压病患者的临床症状或通过对高血压病患者的体质状况的分析辨清高血压患者的脏腑病机，认清高血压发生的脏腑之本。二者互参，辨明高血压病的完整病机。依据《内经》营血和脉络的关系、经脉和络脉的关系、脏腑和营卫的关系，从经脉病变所表现出的脉象诊查络脉的气机，探讨高血压病的络脉病变更加直接。高血压病初始脉实是营血瘀滞络脉不畅，脉中血液壅滞；而脉弦是卫气不行，经脉气滞，络脉不畅；而后期也有两种不同的转归，一是脉洪大无根，是气阴两虚，虚阳上越；另一个是脉沉小而坚，是阳气亏虚，经脉瘀阻。依据五脏和经脉的关系，通过脉象所表现的经脉气机认识络脉气机，为认识高血压病络脉病变开辟了一条可靠的途径。那么什么是平脉辨证呢？在我国古代医学界分医经派和经方派，前者注重中药理论的探讨，后者重在研究临床治疗疾病的方药。诊脉法是医经派创造的。在经方派是没有诊脉这种方法的，仅仅列出病证和提出方药。张仲景属于经方派，他吸收了医经派中的诊脉方法，将以症状分析为依据了解脏腑病机的脏腑辨证法和以脉象分析了解血脉病机的辨脉法结合，开创了平脉辨证的先河。然而到了晋代王叔和采取以脉定病的单一形式，见什么脉就直接判断可能有什么病存在，却忽略了对脉象所反映的血脉病机的探讨，使脉象在诊断辨证中形成了独自的单系列。在辨证中只是将脉象与证配合，只是把疾病脉象所反映的血脉异常作为印证血脉病变之外的其他疾病存在的方法。忽略了在没有其他疾病的情况下，血脉本身发生疾病时出现异常脉象所体现的血脉异常病机在诊断中的意义，而不去辨析血脉本身病变时脉象所代表的血脉病机，失去了二者辨证分析的综合意义。后世的方书仍采取罗列病证提出方药的形式，失去了仲景平脉辨证以明病机的原则，使脉法日趋僵化而沿用至今。对于碰到像高血压病这样特殊的脉病形不病而没有血脉之外的病变，需要辨清血脉病机的疾患就表现出了明显的缺陷，以至于长期以来难以辨清高血压病的血脉病机本质。

平脉辨证是把对通过四诊得到的症状和体征进行分析，辨清高血压病的脏腑病机。同时，通过脉诊得到的各种脉象进行分析，辨清血脉病机。二者综合辨清高血压病的完整病机。和以往不同的是，现在普遍采用的对脉象的分析方法是采取以脉定病的方法，就是见到什么脉象，只注意判断有什么疾病存在，而忽略了这种脉象产生的机制——脉机的意义。这种方法的缺点是，只注意通过脉象判断心血脉之外的其他人体部位存在什么疾病，而忽略了心血脉本身发生疾病的时候导致血脉循行异常的脉象所代表的临床意义。不注重探讨脉象产生的机制，就忽略了对人体气血在脉络中上下内外运行分布异常的状况的了解，就难以弄清楚像高血压这样一类只发生于脉络的血脉运行异常的疾病的病机。中医之所以对高血压病长期治疗存在诸多疑难，主要是因为高血压病的临床表现的特殊性，即病变主要存在于血管脉络中，其特点是主要表现为脉络－脉象的异常，而症状表现并不突出的"脉病形不病"。《难经·二十二难》记载道："经言，人形病脉不病曰生，脉病形不病曰死。"《伤寒论·平脉法第二》指出，"师曰：脉病人不病，名曰行尸，以无王气，卒眩仆不识人，短命则死，使然。"这种患者平时无任何痛苦症状，仅有血脉的异常改变，待疾病发展到一定程度会突然发病，出现眩晕、昏迷、跌仆，甚至死亡的状况，符合高血压病发展过程中突然引起血管意外的情形。也就是说，只有脉络系统的病变，而脉络之外的其他系统疾病所表现的症状并不突出。

西医所认为高血压病的动脉血管病变，就

是初期的小动脉血管痉挛引起血压升高；继之由于长期的动脉内压力升高，导致小动脉血管及周围血管的硬化发生血管重塑。表现为动脉管壁变厚、变硬、管腔狭窄，严重的产生闭塞。而中动脉——桡动脉的变化有两种情况：一是动脉壁变厚，管腔狭窄；另一种情况是动脉壁变厚而血管腔扩张。因此临床诊脉可以发现长期高血压患者的脉象有相应的规律性的改变。

高血压早期仅表现为心排血量增加和全身小动脉张力的增加，并无明显病理学改变。高血压持续及进展可引起全身小动脉病变，表现为小动脉玻璃样变、中层平滑肌细胞增殖、管壁增厚、管腔狭窄，使高血压维持和发展并进而导致重要靶器官如心、脑、肾缺血损伤。在中医角度，高血压初期根据发病的脏腑不同脉象也不同，有实脉、弦脉、滑脉、数脉。实脉、数脉多为心肝疾病，是阳亢火旺导致的心营过劳，脉流薄疾。这个阶段的脉络病机主要是络脉不畅，血壅经脉，经脉鼓胀的实大脉象。而弦脉主要是肝病，此多为肝旺或肝气郁滞导致的经脉气滞，经脉输气于络脉，故经脉气滞也会导致络脉的拘急，脉络气机阻滞。

　　高血压病初期的络脉以痉挛为主，属于中医的气滞。因此高血压病早期的血压特点是时高时低，波动较大，因为是属于气分的病变，是可逆的，所以血压能够恢复正常。气滞日久，内生痰浊血瘀，加重络脉的阻滞，因而中期高血压病脉象渐渐变沉，表明气血郁滞于内，不得外达。《素问·平人气象论》指出："脉盛滑坚者，曰病在外；脉小实而坚者，病在内。"而后期高血压病的脉象表现为沉细小而实，虽搏动力弱，但由于脉管内压力大而脉管坚实。表明长期的高血压病引起的血管重塑，使管腔变小、管壁变厚，以及周围血管硬化，外周阻力增加。这是阳气渐亏，痰瘀阻滞脉络，脉络不畅。严重的可导致络脉痹阻，而肢体麻木，或偏瘫、胸痹。由此可见，高血压病的脉络病变是由初期的络脉气机不畅，渐渐发展为经络的痰瘀阻滞，气血内郁，不得外达；后期是气虚痰瘀内阻，而导致经络痹阻。因此近年来，活血通经络的治疗方法在高血压病的治疗中逐渐得到了重视并取得了较好的降压效果。高血压的脉象表现是脉弦劲或实大有力，而低血压是脉虚无力，休克患者血压过低可见脉细微欲绝。这些变化已经通过脉象的客观化脉图的研究得到证实。

高血压病常见的脉象为弦、实、牢脉，反映出心排血量增大，外周阻力增加，以及动脉硬化等血流动力学改变。它代表了阳亢火旺、气血阻滞的阳实证。沉脉代表外周阻力增加而心排血量正常，是气血内阻的标志。洪脉代表心排血量增加，周围血管扩张、大动脉硬化引起收缩压升高、舒张压降低，多见于高龄老年人的脉象，是一种阴阳两虚、阴不制阳的虚阳上浮。

长期高血压病导致的动脉血管的硬化而引起的血管重塑，就是小动脉管壁变厚、变硬、管腔狭窄，严重的产生闭塞；或者脉管壁增厚而管腔扩大，这些都可以体现在脉搏的规律性变化上。高血压病的发生有心排血量增加、血容量增加和外周阻力增加的多种情况，这些都可以从脉象上得到体现。

初期：从临床表现来看，高血压病初起的脉象大致有三类。一是脉象表现为搏动力逾常，是阳亢火旺病机为主，络脉不通、血壅经脉的脉象，多见脉实大和弦劲有力，这样的脉象是收缩压和舒张压都比较高。这类病机是络脉阻滞为主，是营血瘀滞络脉。二是脉象表现为搏动力相对不强，而脉体弦劲。这是以营血壅滞血脉为主而阳气相对没有太过亢盛，血壅经脉，卫气不行，脉络气机阻滞为主，是各种原因导致的经脉气机不利，经脉输气于络脉，经脉气机不利则络脉气机郁滞而血压升高。临床医师往往看到这种单纯舒张压虽然偏高但脉压较小，脉象搏动力不大误认为是虚脉。其实这是一种阴邪相对偏盛的另一种实脉，是水湿内停或气滞血瘀、阴邪偏胜的一种脉象。这种情况主要表现为外周阻力升高，以及血容量升高为主的高血压。三是表现为脉滑数或洪大，是阳亢火旺的心鼓动力过强，心营过劳的脉流薄疾。

中期：随着疾病的发展，常因痰瘀内生，阻滞经脉，气血郁滞于内，不得外达出现脉象位置渐渐变沉的沉实脉，是高血压病引起动脉血管硬化的结果。

后期：出现脉体变沉伏、细小而坚硬，或者见涩脉，而搏动力较之高血压初期渐渐变弱，是痰浊瘀血阻滞脉络，血运不畅，阳气渐衰。《素问·平人气象论》指出："脉盛滑坚者，曰病在外；脉小实而坚者，病在内。"这是长期严重高血压病导致外周动脉血管重塑，管壁变厚，管腔变小病理改变的结果。对于高血压病患者后期常见脉小坚硬，搏动力弱而现涩脉，这类患者也是严重动脉硬化而舒张压很高，相对难降。临床医师在诊脉时也容易认为是单纯的虚脉，其实这是一个虚实夹杂的脉象，是一种心排血量严重降低而外周血管发生动脉硬化严重的情况，多见于长期重度的高血压病患者同时伴有严重的心、脑、肾、血管病变的气虚血瘀，属于本虚标实。高血压病后期一些老年人血管重塑，管壁增厚，管腔扩大，高血压病患者常见脉洪大，是阴虚阳亢、虚阳上越的下虚上实表现。

总之，高血压病时的血压升高和动脉血管发生病理变化所体现的血脉病机表现为患者的脉搏的规律性变化，可以直接从脉象的变化上诊查出来：一般是初期的脉弦、脉实；逐渐为沉脉，而后期多为沉、伏，以及细小而坚涩的脉象或浮大的虚洪脉象。故高血压病的脉络病机是初期的气滞导致血压不稳，长期的高血压病之后的痰湿瘀血阻滞脉络而狭窄，后期的络脉不通而闭塞。

经脉输气于络脉，脏腑气机失调导致的经脉气机失调，必然影响络脉气机的通畅，而导致络脉气机异常。因此通过诊查经脉的病变，就可以推知络脉的病机。从临床来看，在发病之初有起于经脉和营血的不同，代表了高血压病有起于营血的郁滞和卫气不行的不同，体现在脉象上是实脉和弦脉的不同。高血压病初期若见实脉，是营血瘀滞，运行不畅，阻滞络脉，血壅经脉，鼓胀经脉而脉实大，《伤寒论》认为，"脉弦者，卫气不行也"。而弦脉表明卫气不行，经脉气机不畅。经脉输气于络脉，经脉气机不畅，会导致络脉气机郁滞。

卫气异常体现在经脉的病机：有卫气虚而不行，卫气阻滞，卫气逆行。因此导致的脉络病变也有了不同的脉象，所以各种脉象反映了不同的脉络病机。卫气病变对络脉的影响：有卫气虚则脉缓，如桂枝汤证；卫气不行而停滞，见脉弦。如《金匮要略·腹满寒疝宿食病》曰："脉弦而紧，弦则卫气不行，……"经脉输气与络脉，脏腑气机失调导致的经脉气滞，必然影响络脉气机的通畅而导致络脉气滞。卫气逆行，络脉拘急，则见脉充大坚以涩。《灵枢·胀论》篇中黄帝曰：脉之应于寸口，如何而胀？岐伯曰：其脉大坚以涩则，胀也。……营气循脉，卫气逆行为脉胀，卫气并脉，循分为肤胀。

营血的病变（如营血亏虚、营血瘀滞、痰湿内盛）对脉络的影响：营血亏虚，不能充盈脉濡润脉络，脉络拘急则见脉细；营能载卫，营血不足不能潜阳，卫阳虚越而导致脉浮大或虚大。或突然大失血而见芤脉，营血壅实如血瘀则见脉涩。络脉阻滞可见面暗，肌肤脉络暴露，舌质暗、有瘀斑、舌底脉络迂曲粗胀。水肿患者，水湿停滞，或肥人形盛气虚则见痰湿阻滞卫气，脉络则见脉沉。水湿内停聚而成饮，阻滞卫气则营卫同病而脉弦。高龄老年高血压病患者，脉虚洪无根，动则头晕、气短。故《金匮要略·血痹虚劳病脉证并治第六》曰：夫男子平人脉大为劳，极虚亦为劳。

各种原因导致的营血凝滞或卫气运行失常等，皆可导致脉络的气机不畅，从而发生血壅经脉的病变。因此，诊断高血压病病机要区分病是在脉络气滞还是病发于营血瘀滞二者的不同。因此从诊查经脉的病变——脉象的表现可以根据营卫理论推知络脉的病变。这就为我们认识络脉病变提供了一个有效的诊断方法。

脉象是联系高血压病辨证和辨病结合的桥梁。高血压的辨病就是辨清血压升高机制，以及由此导致的动脉硬化的中医病机。辨证就是辨清临床主要症状的病机产生的原因和脏腑病机。人体正常生理状态下血压的形成是在阳气的推动下，血液由心脏鼓动循行于脉络之中，脉络气机畅利，营血充盛，充盈经脉而成。血压升高的病机就是络脉不畅，血壅经脉，鼓胀经脉而成。辨证和辨病结合就是以高血压病患者的脉象表现为主要辨病依据，来分析高血压病时的血脉病机，进而根据五脏与血脉系统的生理关系为基础，参考症状来分析血脉病机产生的脏腑病机基础，从而达到辨证和辨病的目的。例如，同样是肝阳上亢，但是在高血压病的不同时期，动脉硬化的程度不一样，脉象是不一样的，初期动脉没有硬化，弦脉是气滞；中期见沉脉，实有瘀血阻络；而后期沉小而坚实脉象为脉络瘀阻，因而采用的通络方也是不一样的。

第六章
高血压病的治疗与用药

　　高血压病的病机是十分复杂的，涉及神经、内分泌、心血管系统等多层次的人体功能失调，至今未能完全阐明其发病机制。目前西医针对高血压病的治疗，采取的是针对与血压升高有直接关系的血流动力学改变——心排血量升高，血容量增加，外周阻力升高，降低交感神经兴奋性，减少心排血量；利尿减少血容量；以及扩张血管等属于高血压发病机制中的末端环节用药治疗。而对于神经、内分泌、心血管等复杂的多系统功能失调尚无能协调治疗的药物。西医的治疗手段就是终身服药，控制血压在正常范围，而高血压的动脉硬化的治疗是应用他汀类药物。后期血管狭窄是用介入治疗。从这些治疗方案看，都是治标的方法，缺乏针对高血压病的发病机制，特别是神经系统的功能失调导致的动脉血管的病变二者有机统一的治疗方案。再者，由于西药治疗是针对疾病的症状，通过不同途径保持血压稳定，但是人体的生理、病理是十分复杂的，使用药物调节血压的同时也带来其他副作用。因而对高血压病的治疗是治标不治本的。2013年美国历时10年的高血压病防治指南发布，就把普遍应用的β-受体阻滞剂从治疗高血压病的首选药物中剔除了。而我国的2010年高血压病指南和欧洲的2013年高血压病防治指南都把α-受体阻滞剂从治疗高血压病的首选药物中剔除了。有些治疗高血压病的药物长期服用是否对人体有益，现在难以判断。因此我们中医治疗高血压病的理念是很先进的，形神统一的脏腑病机和血管病机共同调整，通过调节机体整体的代谢功能，使脏腑经络功能回归健康，因此需要长期坚持，而不能跟在西医后面亦步亦趋。有些西药虽然改善了高血压病的症状但未必给患者带来好处，如有些降压药物，虽然把血压降低到了正常，但是并不能阻止动脉硬化的发展，有些治疗心血管病的药物，虽然控制住了疾病不再发展，但是并不能延长患者寿命，其病死率并不下降。因此西医发明了循证医学，就是通过数万人几十年的用药总结，然后评判这个药物是否能给人带来真正的益处。中药的特长是中华民族历经几千年通过对人体的生理功能和病理变化长期观察，反复应用于生理保健和疾病治疗的结果。中华民族几千年来，数十亿人应用中药的验证就其规模和经历时间是世界任何循证医学都难以达到的。因此，中医治疗高血压病要有自信，坚持自己的路，积极探索，不断发展，坚持自己的中医理念，严格在中医理论指导下选方用药治疗高血压病。

中医的长处是，善于调节人体的功能紊乱，使之恢复平衡。中医基于形神统一观的宁心安神，平衡阴阳，协调脏腑气机，活血通络的治疗标本兼顾，不仅能治疗高血压病的神经内分泌失调，而且对于高血压病形成之后的动脉硬化也有较好的疗效。因此在弄清其中医病机的基础上，选对方药长期坚持一定能取得比西药更有特色的临床效果。

对于高血压病的治疗，要发扬中医学辨证论治的诊治特色，提高中医的临床诊治水平，提高辨证的确切率，必须走辨病与辨证相结合的诊治思路。通过辨病思维来确诊疾病，对高血压病的病因、病变规律和转归预后有一个总体的认识；再通过辨证思维，根据该病当时的临床表现和检查结果来辨析该病目前处于病变的哪一阶段或是哪一类型，从而确立当时该病的"证候"，然后根据"证候"来确定治则治法和遣方用药。把对高血压病阶段性病机的治疗，融入高血压病全程病机的治疗中去。即通常所说的"先辨病，再辨证"及"以辨病为先，以辨证为主"的临床诊治原则。因此，在中医治疗高血压病的时候，必须遵照世界高血压联盟通过改变生活方式为基础、用药物消除高血压病发病危险因素的治疗方法。在高血压病的治疗中，调脏腑气机和调营卫畅血脉同时进行，标本同治，改变了以往只重视调阴阳平衡、脏腑气机而忽略了对络脉的治疗的做法。并且有根据脉象实大采取化痰利湿通络和活血祛瘀通络调营气；以及根据弦脉采取疏肝行气通络，或温阳益气通络调卫气的不同。

　　络脉通畅无滞、气血流行正常是络脉系统维持人体正常生命活动的基础。中医学治疗疾病的最终目的是"谨守病机，各司其属……必先五脏，疏其血气，令其调达，而致和平"，即阴阳平和，恢复机体的正常生理状态。络病治疗的根本目的在于保持络脉通畅，而高血压病的治疗也是以"络以通为用"为原则，制定了根据高血压病不同阶段的病机特点采用辛散行气通络、化痰利湿通络、活血祛瘀通络，以及搜剔通络的通络降压法。在血压升高的脏腑病机和血脉病机的理论指导下，通过中药的调理，采用"使阴阳恢复平衡，形神相俱，调理脏腑，使气机的上下升降，内外出入恢复协调；调和营卫，以平为期，达到通经络使络脉舒缓，营血运行畅利，消除因营血的壅滞而鼓胀的经脉病变，而使血压恢复正常"的辨病调压的治疗方法。然后根据辨清的高血压病的某个阶段性病机特点、具体证型，也即根据证候选用治疗方药。将辨病治疗的思路融于辨证治疗当中去，达到病证结合的辨证目的。

近年来，中医治疗血管病的研究取得了很大进展，其标志是依据《内经》血脉理论提出的，脏腑阴阳平衡失调、气机升降出入紊乱导致的营卫不和、脉络不通等血脉理论的完成。近5年来，我们依据《内经》血脉理论，以及临床观察，阐明了血压形成的生理机制，破解了困扰中医界多年的"血压是什么"的疑难问题。并进一步明确了高血压病是阴阳平衡失调，形神失调，脏腑气机升降出入紊乱，心营过劳，营血迫急，脉流薄疾，由此导致营卫不和、脉络不通、血壅经脉、鼓胀血脉。我们对近30年来有关高血压病证候及治疗方药的文献进行了系统的研究，对治疗高血压病的方药的选用形成了一套完整的方案。

制方原则：必须坚持在中医理论的指导下，依据高血压病的中医病机，并参考现代医学的研究成果进行组方。防止我们开篇中提到的"降压中药的研制过程中，只注重药物作用机制研究，背离了中医的理论体系，没有实际效果。以往依据症状辨证论治研究的方药缺乏可重复性和规范性，难以推广"的情形出现。我们的制方应该是在确定当代研究在高血压病中出现频率最高的证型的基础上，选用适用于这些证型、公认的治疗高血压病有临床疗效且现代药理研究证明确有降压效果的古代名方。在选用的传统名方中确立基础方之后，在新理论指导下进行加减。使新组成的降压方具有调脏腑气机治本，调营卫通血脉而治标，以达到标本兼顾，辨病与辨证治疗兼顾，而确保同时具有改善症状和降压两种效果。这个方的重点是兼顾脏腑病机和血脉病机，也就是病证结合。所以要适当地减少对症治疗的药物，而增加通络降压辨病治疗的药物。所列证型，还要考虑今后复杂证型之间用基本证型所制定的方药进行组合应用。

降压单味药的选取原则：我们在高血压病研究的临床文献中，从常用的 660 种中药中筛选出具有降压功能的中药共 110 味左右。临床和药理研究证明这些中草药具有降压效果，并分离出具有降压成分的化学物质。为保证临床组方的降压效果，我们从这些药物中重点选取民间单方应用有降压效果，而且有临床医师治疗高血压的应用研究文献，实验证明分离出有降压效果的化学成分且没有肾毒性的药物共 50 味左右。用于临床辨证选方配伍应用。

这些药物涉及祛风解表药（辛温解表：藁本、辛夷；辛凉解表：菊花、葛根、升麻、柴胡、木贼、蔓荆子）；清热药（清热泻火：夏枯草、青葙子、栀子；清热燥湿：黄连、黄柏、黄芩、苦参、龙胆草、三颗针、十大功劳）；清热解毒（牛黄、北豆根、鬼针草、野菊花、龙葵、余甘子鲜果、半边莲、熊胆、蛇莓）；清虚热（地骨皮）；清热凉血药（牡丹皮、玄参、赤芍）；润下药（火麻仁、郁李仁）；祛风湿药（防己、豨莶草、臭梧桐、桑寄生、鹿衔草、白花蛇、徐长卿、八里麻、雪莲花、两面针）；利水渗湿药（泽泻、车前子、玉米须、瞿麦、茵陈蒿、积雪草）；温里药（吴茱萸、薤白）；行气药（木香、佛手、香附）；消食药（山楂、莱菔子、鸡矢藤、槟榔）；止血药（大蓟、槐花、蒲黄、三七）；活血化瘀药（川芎、虎杖、益母草、茺蔚子、红花、毛冬青、牛膝、降香、石见穿）；化痰止咳平喘药（昆布、半夏、川贝母、浙贝母、海藻、胖大海、荸荠、桑白皮、银杏叶）；安神药（酸枣仁、远志、灵芝）；平肝熄风药（羚羊角、决明子、地龙、钩藤、罗布麻、刺蒺藜、天麻、代赭石、白僵蚕）；补虚药（补气药：人参、刺五加、红景天、绞股蓝、黄芪、白术；补阳药：冬虫夏草、淫羊藿、杜仲、菟丝子；补血药：熟地黄、何首乌、白芍药、当归；补阴药：石斛、玉竹、枸杞子）等14种。（颜正华主编：《中药学》，人民卫生出版社2012年3月第3版）

加减的思路：在新理论指导下从有降压效果的单味中药中选取符合高血压病机的药物进行配伍，兼顾调脏腑气机治本和调营卫通脉络治标。例如，对于肝阳上亢型高血压病，选用天麻钩藤饮平肝潜阳治本。针对脉弦，卫气不行，再加菊花、白蒺藜、地龙、川芎、葛根等具有辛散、行气机通络脉作用的中药。所选用的通络药物，既符合高血压病的证型性质，又具有调营卫、通络、降压效果。高血压病症状消失之后，考虑到高血压病用药的长期性，减少对证治疗的药物，在原来辨证的基础上继续应用通络药物，在制方上要重病机而轻证候。例如，肝火旺盛型减少苦寒泻肝火的药物，而增加养肝通络的药物，如白芍、菊花、野菊花、地龙等。

近5年来，我们在原有的高血压病治疗方案的基础上，在辨证论治、选方用药的时候尽量从以上具有降压效果的药物中选取进行配伍，同时对于通络药物的应用，也在选用具有降压效果而又符合辨证论治精神的药物的基础上，加上这些具有通络降压效果的中药，组成新的治疗方案汤剂治疗脉络不通，并取得了一定的临床效果。其方法包括益气活血通络、化痰利湿通络、平肝潜阳通络、调补阴阳通络、清肝泻火通络、滋阴潜阳通络、化痰利湿通络、行气活血通络、宁神养心通络。考虑到高血压病患者服药的长期性，以及辛味通络药的发散之性容易伤阴血，因此在无痰湿证候的治疗中注意选用滋养营血的降压药物，如当归、熟地黄、枸杞子、白芍等。对于中年以上的高血压病患者要注意补气行血，可选用有降压效果的人参、黄芪、红景天、刺五加等。针对高血压病患者长期证候不典型，也就是脉病形不病的特点，我们在辨证调脏腑的药物选择上用药宜偏重病机，而不是偏重证候，用药宜轻不宜重，选药宜少不宜多。譬如清肝泻火的龙胆泻肝汤中加当归、枸杞养肝，重用通络的药物加菊花、野菊花、葛根、地龙、川芎等——所用药物没有慢性肾毒性。高血压病的发生、发展与精神因素有密切关系，如焦虑、抑郁等心火旺盛导致脉流薄疾。因此增加清心泻火、安神通脉的补心丹，《内经》云：损其心者，调其营卫。在此方基础上加调营卫的葛根、莲子心等。

根据高血压病的脉象是实大还是弦劲，分清是营血瘀滞还是经脉气滞导致的络脉不通，从而选用具有化痰祛湿、活血祛瘀、调营血和疏肝行气、辛散行气等作用的行卫气通络药物。《素问·脏气法时论》言辛可"通气"。叶天士提出"络以辛为泻""攻坚垒，佐以辛香，是络病大旨"。强调辛味药物有流气畅络的独特作用。关于辛味通络法，有辛温通络、辛香通络、辛润通络、辛咸通络等。我们从具有降压效果的中药中进行分类，选取有辛味发散、行气、活血、通经络的药物配伍在治疗高血压病中取得了较好的效果。这些药物有的具有辛散行卫气的效果，有的具有活血祛瘀、通经络行营血的效果，从现代医学研究有扩血管、抗动脉硬化的效果。

高血压病的络脉病变和叶天士的"久病入络"有本质区别。高血压病是直接发生于脉络的病变，而叶氏的久病入络是指发生于脉络之外的病变日久影响到了脉络的畅通，治疗络病的通络药物是在患病时间长了之后选用的，高血压病是一开始就发生络脉病变，而有络脉气机不畅，因此疾病的开始即需要重视通络药物的应用。在高血压病的治疗中我们分为以下治疗方法。

1. 辛温通络

如辛夷、藁本、吴茱萸、鹿衔草、薤白等具有辛温发散通络作用，多用于脉沉而无热象的痰湿、阳气虚证。

2. 辛香通络

川芎、香附、木香、佛手、炒莱菔子等具有行经气通络作用，同时具有疏肝理气功效。多用于脉弦的肝气郁结的证候。

3. 辛润通络

辛润通络药物主要由辛凉解表药物和活血化瘀药物组成。如菊花、野菊花、葛根、蔓荆子、柴胡、白蒺藜、天麻等，用于肝阳上亢的脉弦证；鸡血藤、桃仁、红花、牡丹皮、丹参、赤芍、鬼针草、当归、毛冬青等，主要用于舌质暗、脉沉弦的瘀血证。

4. 化痰祛湿通络

化痰祛湿通络药物包括昆布、海藻、半夏、贝母等，用于形体肥胖，脉滑或实大，苔腻的痰湿证。或加祛风通络药，如豨莶草、臭梧桐、桑寄生、鹿衔草等，用于脉沉，肢体麻木，痰瘀互结证的高血压病患者。

5. 辛咸虫类搜剔通络

辛咸虫类搜剔通络药物包括地龙、白花蛇、白僵蚕、水蛭、土鳖虫、全蝎、蜈蚣。用于高血压病伴有肢体麻木，心脑缺血而舌质暗、脉沉小而坚的严重的高血压病三期。

临床高血压病患者常分为有典型症状和无症状型。有典型症状的先根据患者表现确定患者的临床证候，从而选定方剂治本，然后根据脉象所反映的血脉病机选用化痰活血而行营血或辛散行气而通络脉的药物进行加减治标。例如，如果高血压病患者临床见头晕头胀、头痛、性情急躁易怒、心烦失眠、舌红等症状，辨证脏腑病机是因肝阳升发太过，导致气机失调，经脉拘急，疏泄失常，肝不藏血，致使气血分布偏于向外向上，壅于经脉而为肝阳上亢证，选用天麻钩藤饮平肝潜阳，泻火安神。然后再从脉象分析血脉病机，如该证候如果发生在高血压病初期可见弦脉，主要是卫气不行，经脉拘急，络脉阻滞，营血运行不畅，壅滞经脉。可采取平肝潜阳，舒脉缓急，辛味通络行卫气的方法，在天麻钩藤饮平肝潜阳的基础上加白芍以柔肝缓急为主，缓解经脉拘急，并配合白蒺藜、菊花、川芎、葛根等行气通脉，辛散行卫气通络，标本兼顾。如果是长期高血压病患者则多见脉沉弦，是动脉硬化，属于痰阻血瘀于内不得外达，在辨证治疗的基础上加化痰祛瘀通络的药物如丹参、红花、川芎等祛瘀通络。如果是严重高血压病后期见脉沉小而实是脉络瘀阻，加水蛭、土鳖虫、全蝎、白花蛇、地龙等搜剔通络。如果肝阳上亢的证候发生于长期饮酒过度的患者，出现的是脉实大，系因湿热内蕴、营血瘀滞，引起络脉气机不畅，血壅经脉，病机重点在于营血停滞。治疗重在泻火潜阳的治法基础上选用化痰利湿，活血通络药物，可在天麻钩藤饮中加用鬼针草、川芎、地龙、车前子、玉米须等。如果同样是肝阳上亢证，而脉象为沉或细小，多见于长期中重度高血压病患者，是心排血量下降，说明是经脉气血瘀阻于内，不得外达，应在加用丹参、鸡血藤、白花蛇、地龙等化瘀通络药物的基础上考虑加黄芪、红景天益气以行血。

有典型证候的高血压病的辨证治疗中，以调脏腑气机为主，临床常见的证型是肝阳上亢和肝气郁结、肝经湿热、脾虚痰湿，或痰热阻络，以及肾阴不足或阴阳失调。痰湿和肝脾有关，多因忧思气郁，或嗜食肥甘醇酒所致。血瘀多由心肝问题引起，常见五志过极而致气机不畅，因此重点治疗心肝。随着人的年龄增长，多出现气阴两虚，如妇女更年期的肾阴虚或阴阳失调，以及老年人的气阴两虚。

1. 肝火亢盛型

本型多见于高血压病平素性情急躁的患者，以青壮年患者多见。

（1）辨证要点：①主症：头痛或头晕，面

红目赤，急躁易怒。②次症：口干口苦，便秘溲赤，舌红苔黄，脉弦有力，或左关脉实有力。③具备脉象1项＋主症2项＋次症1项或脉象1项＋主症1项＋次症2项即可诊断。

（2）治法：清肝泻火，凉血通脉（龙胆泻肝汤加减）。

（3）汤方：清肝通脉饮。龙胆草6g，柴胡8g，栀子10g，黄芩10g，大蓟15g，车前子12g，牡丹皮10g，当归10g，桑白皮12g，地龙15g，野菊花10g，鬼针草10g，生地黄10g。

2. 气虚血瘀证

本型多见于老年患者和合并中风的患者。

（1）辨证要点：①主症：头晕，行走轻浮无力，心悸气短，舌质暗或有瘀斑瘀点。②次症：面色㿠白，面部或双下肢水肿，肢体麻木或有偏瘫。苔薄白或无苔，脉沉小但应指有力。或指下脉体有充实感。③具备主症＋舌质＋脉象或轻浮无力（心悸气短）＋次症1项＋脉象即可诊断。

（2）治法：益气活血，祛瘀通络（补阳还五汤加减）。

（3）汤方：益元通脉汤。黄芪45g，红景天

10g，赤芍 12g，川芎 10g，归尾 12g，地龙 20g，桃仁 10g，红花 8g，葛根 15g，鸡血藤 20g。

3. 肝阳上亢型

本型多见于青年以上的中老年患者。

（1）辨证要点：①主症：眩晕，头痛，耳鸣，腰膝酸软，五心烦热。②次症：心悸，失眠，目涩，头重脚轻，舌红而干，苔薄或少苔，脉弦细有力或沉细有力。③具备主症五心烦热＋另外 1 项主症＋次症 2 项＋脉象即可诊断。

（2）治法：滋肾平肝，舒脉通络（天麻钩藤饮加减）。

（3）汤方：柔肝舒脉饮。天麻 12g，钩藤 20g，地龙 15g，白芍 12g，栀子 12g，枸杞子 15g，赤芍 13g，川芎 6g，白蒺藜 10g，怀牛膝 12g，夜交藤 10g，白菊花 10g，桑寄生 10g，杜仲 12g。

4. 痰湿壅盛证

本型多见于体形肥胖者。

（1）辨证要点：①主症：头重如裹，胸闷，舌胖苔腻。②次症：心悸失眠，呕吐痰涎，口淡食少，大便不畅，脉滑有力或沉实有力。③具备主症 2 项＋次症 1 项＋脉象 1 项即可诊断。

（2）治法：化痰利湿，泻浊通脉（半夏白术天麻汤和二陈汤加减）。

（3）汤方：化痰通脉汤。天麻 12g，法半夏 10g，白术 12g，炒莱菔子 10g，葛根 12g，豨莶草 12g，玉米须 20g，川芎 10g，川牛膝 12g，茯苓 12g，陈皮 10g，海藻 15g，泽泻 10g。

5. 阴阳失调型

此型多见于 45～55 岁的女性患者，如此期能够好好调养，大多数有轻度不适症状的患者能够逐渐使症状减退以至消失。但有部分反应比较重的高血压病患者，症状可持续到 70 多岁，是严重的自主神经功能紊乱所致。更年期内分泌的变化会加重血压功能调节的紊乱，因此有高血压病的患者在更年期要积极地治疗，有重要意义。部分男性在此年龄段，也会有一些轻度的表现，可应用此方治疗（本型的病机是阳虚相火旺，而非肾阴虚）。

（1）辨证要点：①主症：头晕头痛，面部阵阵潮红，有时烘热汗出，畏寒肢冷。②次症：腰酸腿软，筋惕肉瞤，心烦自汗，失眠，舌红少津，脉弦细而有力或沉实。③具备主症中畏寒肢冷＋主症中任何 2 项＋次症 1 项＋脉象中 1 项即可诊断。

（2）治法：温肾阳，泻相火，活血通络。

（3）汤方：加减二仙汤。淫阳藿12g，巴戟天10g，杜仲12g，桑寄生12g，当归10g，熟地黄10g，钩藤15g，地龙15g，川芎6g，怀牛膝12g，知母8g，黄柏8g，葛根15g，天麻12g。

6. 肝肾阴虚型

此型多见于中老年患者。

（1）辨证要点：①主症：眩晕久发不已，视物昏花，二目干涩，腰膝酸软。②次症：失眠多梦，心烦口干，遗精，耳鸣，舌红、少苔，脉细弦有力。③具备主症中腰膝酸软＋另外1项主症＋次症2项＋加脉象即可诊断。

（2）治法：滋阴潜阳，润脉通络（杞菊地黄汤加味）。

（3）汤方：润脉通络汤。熟地黄12g，山药12g，白芍12g，泽泻6g，茯苓6g，牡丹皮12g，地骨皮10g，枸杞子12g，葛根15g，地龙10g，钩藤20g，菊花10g，怀牛膝12g。

7. 心阴不足型

常见于脑力劳动或伴有焦虑失眠的患者。

（1）辨证要点：①主症：心神不安，惊悸

不宁，心烦失眠，面部升火，手足心热，盗汗，心悸心慌。②次症：口舌干燥，舌红、少苔，脉细数。

（2）治法：滋阴养心，宁心安神。

（3）汤方：天王补心丹加减。生地黄 10g，玄参 10g，麦冬 15g，龙齿 10g，当归 12g，人参 6g，丹参 15g，枣仁 20g，远志 12g，莲子心 6g，怀牛膝 10g，葛根 15g，茯苓 10g，五味子 15g，石菖蒲 12g。

根据营卫理论组成两个行气通络方，以及活血通络方。行气通络方选辛散祛风药物，而活血通络方选活血祛瘀药物。根据"血能载气"理论在行气方中加养血活血药；根据气能行血在活血方中加益气活血药。

8. 气滞血瘀型

此型主要是指有情绪抑郁的高血压病患者。

（1）辨证要点：主症为情绪抑郁，心烦易怒，嗳气太息，胸闷胁胀，或脘腹胀满，舌质暗，脉沉弦。

（2）治法：疏肝行气，活血通络。

（3）汤方：柴胡疏肝散加减。柴胡 6g，川芎 8g，枳壳 10g，芍药 10g，香附 10g，陈皮 8g，当归 10g，鸡血藤 12g，茯苓 10g，鬼针草 12g，地龙 15g。

辛散通络方用于高血压病的初期，脉实大。行气通络方用于高血压病初期，脉弦。祛瘀通络方用于高血压病的大部分过程，而搜剔通络方用于高血压病后期，脉沉实而小。

1. 行气通络方

脉弦者，常由肝气不舒，日久气滞血瘀引起。

柴胡 8g，白芍 10g，当归 12g，川芎 10g，香附 10g，葛根 12g，臭梧桐 10g，豨莶草 12g，白蒺藜 10g，炒莱菔子 10g。

2. 祛湿通络方

本方用于高血压病痰湿内盛阻滞络脉，见舌苔厚腻，脉实大。

天麻 15g，茯苓 12g，泽泻 12g，海藻 15g，昆布 15g，豨莶草 12g，臭梧桐 12g，川芎 6g。

3. 活血通络方

本方多用于病发于营血瘀滞、脉实大者或日久舌暗脉沉。

鬼针草 12g，毛冬青 20g，当归 12g，川芎 8g，桃仁 10g，红花 8g，红景天 10g，鸡血藤 20g。

4. 搜剔通络方

本方主要用于高血压病的后期出现肢体麻木，伴有心脑缺血的患者。

地龙 15g，白花蛇 10g，水蛭 10g，土鳖虫 10g，鸡血藤 30g。

无典型证候的高血压病的辨体质治疗：

对于无症状的高血压病患者，没有明显的阴阳失调和脏腑气机紊乱等症状的表现，仅有血脉的运行失常。先以临床高血压病患者的脉象为依据，辨病为主。首先辨明高血压病的血脉病机。例如，脉滑实或洪脉力逾常为阳亢火旺，心鼓动过强，心营过劳，络脉不畅，营血壅盛于经脉，以心排血量增加为主；脉弦是卫气不行，经络气机不畅，以外周阻力增加为主；脉实大者是营血瘀滞于络脉，血壅经脉，以血容量增加为主。主要应辨清是心营过劳为主还是营血瘀滞为主，抑或卫气不行为主，然后根据对患者体质状况的辨析，辨明患者的脏腑病机，二者相互辨证，使对高血压病病机的认识更加完整。在治法上治经络和调脏腑结合而标本兼顾。如高血压病患者脉弦劲判断是经脉拘急；再根据患者性情急躁，生活节奏快而紧张，舌红、少苔判断为肝阳偏亢。治疗用平肝缓急的天麻钩藤饮去黄芩加枸杞子、白芍、地龙等缓急通经络。如果脉实大而数，见舌苔厚腻、舌体胖、舌质红、常饮酒者，但性情温和，是湿热内蕴、营血不畅，用黄连温胆汤加泽泻、地龙、玉米、豨莶草等化湿利水通络。对于那些以往有典型的症状经过治疗症状消失的高血压病患者，脏腑的阴阳偏盛偏衰状态得到了纠正，然而调节血脉运行的功能尚未恢复正常，这时治疗主要是畅气机，通血脉。主要是参考以往的证型减少纠正阴阳偏差的寒凉药或温热药物，采用性平的药物，重在调理脏腑气机，兼顾脏腑的阴阳平衡，重点应用疏通脉络的药物以降压，如川芎、豨莶草、白花蛇等。如肝阳上亢证，选用天麻钩藤饮治疗，症状消失之后，去黄芩、石决明，加当归、白芍养肝以制约辛味通络药物对阴血的伤耗。

这样的患者体质的偏差有轻度异常，也就是脏腑气机失调不重，而以营卫失调，络脉不通为主，因此治疗中重点是活血通络。

1. 气虚质（B型）

气虚多为脾气虚弱。

（1）总体特征：元气不足，以疲乏、气短、自汗等气虚表现为主要特征。

（2）形体特征：肌肉松软不实。

（3）常见表现：平素语音低弱，气短懒言，容易疲乏，精神不振，易出汗，舌淡红，舌边有齿痕，脉弱。

（4）心理特征：性格内向，不喜冒险。

（5）发病倾向：易患感冒，出现内脏下垂等病症；病后康复缓慢。

（6）对外界环境适应能力：不耐受风、寒、暑、湿邪。

（7）治法：益气活血通络。

（8）方药：补阳还五汤加减。黄芪、红景天、人参、白术、茯苓、丹参、桃仁、红花、鸡血藤、川芎、当归、鹿衔草。

2. 阳虚质（C型）

阳虚多为脾肾阳虚。

（1）总体特征：阳气不足，以畏寒怕冷、手足不温等虚寒表现为主要特征。

（2）形体特征：肌肉松软不实。

（3）常见表现：平素畏冷，手足不温，喜热饮食，精神不振，舌淡胖嫩，脉沉迟。

（4）心理特征：性格多沉静、内向。

（5）发病倾向：易患痰饮、肿胀、泄泻等病症；感邪易从寒化。

（6）对外界环境适应能力：耐夏不耐冬，易感风、寒、湿邪。

（7）治法：温养益气通络。

（8）方药：补阳还五汤加淫羊藿、杜仲、桑寄生、熟地黄，偏于脾阳虚者去熟地黄加茯苓、白术、干姜。

3. 阴虚质（D型）

高血压病的阴虚多为心肝肾阴不足。

（1）总体特征：阴液亏少，以口燥咽干、手足心热等虚热表现为主要特征。

（2）形体特征：体形偏瘦。

（3）常见表现：手足心热，口燥咽干，鼻微干，喜冷饮，大便干燥，舌红、少津，脉细数。

（4）心理特征：性情急躁，外向好动，活泼。

（5）发病倾向：易患虚劳、失精、不寐等病症；感邪易从热化。

（6）对外界环境适应能力：耐冬不耐夏，不耐受暑、热、燥邪。

（7）治法：滋阴潜阳，荣脉通络。

（8）方药：六味地黄汤加减。临床须分清

是偏于心阴不足还是肝阴不足，抑或肾阴不足。

4. 痰湿质（E型）

痰湿多为饮食肥甘所致，湿在脾胃。

（1）总体特征：痰湿凝聚，以形体肥胖、腹部肥满、口黏苔腻等痰湿表现为主要特征。

（2）形体特征：体形肥胖，腹部肥满松软。

（3）常见表现：面部皮肤油脂较多，多汗且黏，胸闷，痰多，口黏腻或甜，喜食肥甘甜黏，苔腻，脉滑。

（4）心理特征：性格偏温和、稳重，多善于忍耐。

（5）发病倾向：易患消渴、中风、胸痹等病症。

（6）对外界环境适应能力：对梅雨季节及湿重环境适应能力差。

（7）治法：健脾利湿，化痰通络。

（8）方药：半夏白术天麻汤加减。天麻、茯苓、白术、泽泻、莱菔子、川芎。

5. 湿热质（F型）

高血压病的湿热体质多为大量饮酒或过食肥甘所致，湿在肝、脾，湿重于热。

（1）总体特征：湿热内蕴，以面垢油光、

口苦、苔黄腻等湿热表现为主要特征。

（2）形体特征：形体中等或偏瘦。

（3）常见表现：面垢油光，易生痤疮，口苦口干，身重困倦，大便黏滞不畅或燥结，小便短黄，男性易阴囊潮湿，女性易带下增多，舌质偏红，苔黄腻，脉滑数。

（4）心理特征：容易心烦急躁。

（5）发病倾向：易患疮疖、黄疸、热淋等病症。

（6）对外界环境适应能力：对夏末秋初湿热气候，湿重或气温偏高环境较难适应。

（7）治法：清热化痰，利湿通络。

（8）方药：温胆汤加减。竹茹、贝母、昆布、茯苓、陈皮、豨莶草、鬼针草、泽泻、玉米须、车前子、炒莱菔子、槐花。

6. 血瘀质（G 型）

（1）总体特征：血行不畅，以肤色晦暗、舌质紫暗等血瘀表现为主要特征。

（2）形体特征：胖瘦均见。

（3）常见表现：肤色晦暗，色素沉着，容易出现瘀斑，口唇暗淡，舌暗或有瘀点，舌下络脉紫暗或增粗，脉涩。

（4）心理特征：易烦，健忘。

（5）发病倾向：易患癥瘕及痛证、血证等。

（6）对外界环境适应能力：不耐受寒邪。

（7）治法：活血祛瘀通络。

（8）方药：血府逐瘀汤加减。当归、桃仁、红花、红景天、赤芍、柴胡、川芎、牛膝、鬼针草、丹参、鸡血藤。

7. 气郁质（H型）

（1）总体特征：气机郁滞，以神情抑郁、忧虑脆弱等气郁表现为主要特征。

（2）形体特征：形体瘦者为多。

（3）常见表现：神情抑郁，情感脆弱，烦闷不乐，舌淡红、苔薄白，脉弦。

（4）心理特征：性格内向不稳定、敏感多虑。

（5）发病倾向：易患脏躁、梅核气、百合病及郁证等。

（6）对外界环境适应能力：对精神刺激适应能力较差；不适应阴雨天气。

（7）治法：疏肝解郁，行气通络。

（8）方药：柴胡疏肝散加减。柴胡、当归、白芍、白蒺藜、香附、川芎、槟榔、莱菔子、红景天、刺五加、鬼针草。

以上病理体质的用药只是提供一个用方参

考，供大家讨论，具体制方应该轻症状重病机选药，而且药味宜少而精。

　　通过5年的临床实践，发现新的配方单用不仅可以很好地消除高血压病患者的不适症状，而且可以使刚刚发现的一级高血压病恢复正常。二级以上的高血压病应用中药后可以明显减少西药用量，促进血压难降的高血压病患者的血压恢复正常。服药时间最长的患者曾坚持服药1年多，没有发生肝肾的毒副作用。停用中药后血压也没有出现反弹。重要的是我们找到了一条治疗高血压病的正确指导方向，经过几年形成了一套具有中医特色的高血压病治疗方案。

参考文献

［1］何素荣，刘世斌．临床脉图诊断学［M］．北京：人民军医出版社，2004．

［2］颜正华，常章富，张冰．中药学［M］．北京：人民卫生出版社，2012．

［3］徐贵成，刘坤．实用高血压中医证治［M］．北京：人民军医出版社，2012．

［4］赵恩俭．中医脉诊学［M］．天津：天津科学技术出版社，2005．

［5］费兆馥．现代中医脉诊学［M］．北京：人民卫生出版社，2003．

［6］王玉民．从《内经》血脉理论探讨血压形成的生理机制［J］．辽宁中医杂志，2013，40（5）：910-911．

［7］黄世林．中医脉学研究［M］．北京：人民卫生出版社，1986．

［8］吴以岭. 络病学［M］. 北京：中国科学技术出版社，2004.

［9］张伯讷，徐建国. 正常人脉象四季变化规律的初步探讨［J］. 上海中医杂志，1984（10）：42.

［10］朱金妹. 近10年中医药治疗原发性高血压方证对应的现代文献分析［J］. 山东中医药大学学报，2009，2：116-117.